Albrecht v. Blanckenburg
Musiktherapie mit Senioren

Neue Reihe Ergotherapie
Herausgeber:
Deutscher Verband der Ergotherapeuten e.V.

Reihe 3: Fachbereich Geriatrie
Band 1

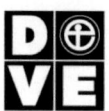

Zum Autor

Albrecht v. Blanckenburg ist Diplom-Rhythmiklehrer. Er studierte an der Hochschule für Musik und Theater in Hannover. Albrecht v. Blanckenburg leitet Musiktherapiegruppen mit Senioren und Erwachsenen in verschiedenen Institutionen und ist als Dozent für Musiktherapie in Fortbildungen und Seminaren tätig.

Albrecht v. Blanckenburg

Musiktherapie mit Senioren

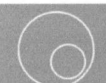 Das Gesundheitsforum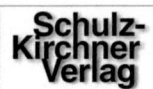

Bibliografische Information der Deutschen Nationalbibliothek
Die Deutsche Nationalbibliothek verzeichnet diese Publikation in der Deutschen Nationalbibliografie; detaillierte bibliografische Daten sind im Internet über http://dnb.d-nb.de abrufbar.

8. überarb. Auflage 2008
ISBN 978-3-8248-0003-2
Alle Rechte vorbehalten
© Schulz-Kirchner Verlag GmbH, 2008
Mollweg 2, D-65510 Idstein
Vertretungsberechtigter Geschäftsführer: Dr. Ullrich Schulz-Kirchner
Umschlagentwurf: werkstudio.werbung und design GmbH, Düsseldorf
Titelbild: Abdruck mit freundlicher Genehmigung von Goldon Musikspielwaren GmbH, Markneukirchen
Lektorat: Beate Kubny-Lüke
Druck und Bindung:
BoD Books on Demand, In de Tarpen 42, 22848 Norderstedt
Printed in Germany

Besuchen Sie uns im Internet: www.schulz-kirchner.de

Inhaltsverzeichnis

1 Bericht über die eigene praktische Tätigkeit

Musiktherapie im Eilenriedestift

Seit November 1985 führe ich im *Eilenriedestift* Hannover Musiktherapiegruppen durch. Schon vor Beginn meines Studiums der Rhythmik an der Hochschule für Musik und Theater in Hannover machte ich erste musiktherapeutische Erfahrungen in der Rehabilitationsklinik Hagenhof in Langenhagen. Während des Rhythmikstudiums begann ich dann mit regelmäßigen Gruppenangeboten im *Eilenriedestift*, die jeweils einmal wöchentlich stattfinden. Nach Absprache mit Stiftsleitung, Therapeutenteam und Mitarbeitern des sozialtherapeutischen Dienstes bestehen die Gruppen aus Bewohnern, die aufgrund ihres fortgeschrittenen Alters oder aufgrund von kognitiven oder körperlichen Einschränkungen besonders gefördert werden sollen.

Neben den demenziell erkrankten Bewohnern leben dort auch Schlaganfallpatienten und Bewohner mit anderen altersspezifischen Erkrankungen. Je nach Krankheitsbild werden sie in verschiedenen musiktherapeutischen Gruppen zusammengefasst.

Neben der Arbeit mit demenziell erkrankten Bewohnern gibt es im *Eilenriedestift* inzwischen auch Musiktherapie mit primär körperlich eingeschränkten Senioren, die geistig noch sehr rege sind, oder auch eine reine Trommelgruppe mit Aphasiepatienten, die primär nonverbal arbeitet.

Seit 1996 bin ich als selbstständiger Musiktherapeut im Raum Hannover tätig und arbeite an verschiedenen Institutionen, auch mit anderen Altersstufen (z.B. Psychiatrie, Schulen, Kindergärten). Im Landeskrankenhaus Wunstorf arbeite ich in der Gerontopsychiatrie auf den geschlossenen Stationen. Da dort das Klientel ständig wechselt, habe ich sehr viele Menschen kennen gelernt und dabei immer wieder die ungeheuren Möglichkeiten des Einsatzes von Musik erlebt.

Die Arbeit mit Senioren ist weiterhin ein Arbeitsschwerpunkt und konnte speziell im *Eilenriedestift* in der Gruppen- und Einzelarbeit weiter ausgebaut und spezialisiert werden. Neben der reinen therapeutischen Arbeit habe ich dort ein Senioren **Orff-Orchester**, das mit eigenen Kompositionen und Projekten inzwischen regelmäßig auf Tournee geht und geroprophylaktisch orientiert ist.

Der hier exemplarisch vorliegende Bericht über die eigene praktische Arbeit der Musiktherapie bezieht sich auf 27 Stundeneinheiten mit **aktiver Musiktherapie mit Orff'schen Instrumenten**, die ich mit demenziell erkrankten Senioren durchgeführt habe. Der Teilnehmerkreis blieb während dieser Zeit nahezu gleich und bot so gute Beobachtungsmöglichkeiten über die Entwicklung der einzelnen Bewohner.

1.1   Aufbau des Eilenriedestifts

Das *Eilenriedestift* besteht seit 1969, ist Mitglied im Deutschen Paritätischen Wohlfahrtsverband und eingetragener Verein. Es ist ausschließlich durch Selbstfinanzierung der Bewohner aufgebaut worden und ist eines der ersten Wohnstifte dieser Art. Es leben dort knapp 460 Bewohner in 435 Apartments. Die 26-43 m² großen Einzelapartments und 50-76 m² großen Doppelapartments kosten zwischen 1.250 EUR und 2.750 EUR im Monat. Darin enthalten ist eine tägliche Mittagsmahlzeit, die jeder Bewohner entweder im Speisesaal, im Restaurant oder im Zimmer einnimmt, eine altengerechte Grundversorgung, alle Nebenkosten und eine wöchentliche Reinigung.

Rund 200 Voll- und Teilzeitkräfte arbeiten in verschiedensten Bereichen.

Jeder Bewohner schließt einen Vorvertrag mit dem Stift ab, der ihm garantiert, zu einer bestimmten Zeit ins Stift einziehen zu können. Verbunden damit ist ein mit 4% verzinstes Darlehen von 9.300-30.000 EUR, je nach Größe des Apartments. Nach Auszug oder Sterbefall erhält der Bewohner oder der entsprechende Angehörige das Darlehen zurück. Die Bewohner machen bis zu 17 Jahre vor ihrem Einzug den Vorvertrag mit dem Stift. Der dort festgelegte Einzugstermin kann auch verschoben werden, was momentan ca. 150 alte Menschen nutzen.

Das Einzugsalter lag 2008 bei durchschnittlich 79 Jahren und das Durchschnittsalter der Bewohner bei 81,5 Jahren.

Im *Eilenriedestift* gibt es eine Abteilung für Kultur und Veranstaltungen, die neben dem Angebot unterschiedlichster kultureller Veranstaltungen besonders auch Bewohnereigeninitiativen unterstützt. So gibt es ungefähr 40 Hobbygruppen mit unterschiedlichsten Aktivitäten.

Viele Bewohner sind früher berufstätig gewesen (z.B.: Lehrer, Ärzte, Angestellte) und stammen meist aus dem Mittelstand. Sie sind zum großen Teil aktiv und in gutem Gesundheitszustand (nur 12% Pflegefälle). Sicherlich tragen die vielfältigen gerontoprophylaktischen Angebote mit dazu bei, dass die gesundheitlichen Beeinträchtigungen, die durch den Alterungsprozess entstehen, in Grenzen gehalten werden können.

Gesundheitsförderung und Therapie
In den stiftseigenen, therapeutischen Abteilungen haben die Bewohner die Möglichkeit, an verschiedensten Gruppenangeboten teilzunehmen. So gibt es neben der Musiktherapie auch Abteilungen für Ergotherapie, Physiotherapie sowie physikalische Therapie mit einem integrierten Warmwasserschwimmbad und Sauna. Darüber hinaus bieten Fachkräfte betreute Gruppenangebote für Rhythmik, Tanz und Gymnastik an. Die Therapeuten und Pädagogen bilden gemeinsam mit der Abteilung „Sozialer Dienst" ein bereichsübergreifendes Team „Gesundheitsförderung und Therapie", in dem alle Angebote und Maßnahmen koordiniert werden.

Die Bewohner können sich selbst zu den Angeboten anmelden, die im aktuellen Bewohnerverzeichnis veröffentlicht werden. Therapeuten helfen in den Sprechstunden bei der Auswahl der Gruppenaktivitäten, die nach individuellen Interessen und Neigungen ausgewählt werden können und regelmäßig das ganze Jahr über einmal in der Woche angeboten werden.

Ziel dieser für die Bewohner kostenfreien Gruppen ist der Erhalt der vitalen, körperlichen und geistigen Fähigkeiten, um die gesundheitliche Beeinträchtigung so weit wie möglich schon im Vorfeld zu verhindern bzw. einzuschränken. Selbstständigkeit und Lebensqualität der Bewohner zu erhalten und zu verbessern sind auch die im Leitbild des *Eilenriedestift*s formulierten Ziele, an denen sich auch die Mitarbeiter des Teams „Gesundheitsförderung und Therapie" orientieren. Das heißt, Wohlbefinden und Kompetenzen der Bewohner in den Bereichen Körper, Geist, Seele sowie die Fähigkeit zur Selbstbestimmung und Selbsthilfe zu fördern und ihnen dazu vielfältige Möglichkeiten zur Freizeitgestaltung zu bieten. Im Sinne der Geroprophylaxe gestaltet das Team seine Angebote so, dass sie auch zur Bewältigung der physiologischen und Erleichterung der pathologischen Altersveränderungen beitragen. Damit soll leistungsgeminderten, chronisch kranken und behinderten Bewohnern die verbliebene Leistungsfähigkeit in bestmöglicher Weise erhalten und einer Zunahme der Beschwerden vorgebeugt werden.

Zu diesen Angeboten gehört auch die Musiktherapie.

1.1.1 Musiktherapie und Kreativarbeit

Im *Eilenriedestift* wird aktive und rezeptive Musiktherapie durchgeführt. Für die aktive Musiktherapie sind besonders Bewohner geeignet, die durch die vielfältigen Wirkungen des Musizierens auf Körper und Psyche angesprochen werden sollen. Aus einer der ursprünglich rein therapeutisch orientierten Gruppen ist inzwischen ein Orff-Orchester entstanden, in dem ca. 16 aktive und geistig gesunde Senioren gemeinsam kreativ arbeiten. Die verschiedenen Eigenkompositionen werden regelmäßig aufgeführt. Darin enthalten ist auch Projektarbeit, in der mit anderen Gruppen des *Eilenriedestift*s, wie der Tanz-, Theater- oder Malgruppe, aber auch gelegentlich mit externen Institutionen wie der benachbarten Montessori-Schule oder der Musikschule Hannover zusammengearbeitet wird. In integrativen Theater- und Musikprojekten arbeiten hier Jung und Alt an gemeinsamen Produktionen. Die Musik wird dabei selbst geschrieben und arrangiert.

Theaterarbeit
Seit 10 Jahren leite ich nun auch die Theatergruppe im Stift, dort werden in Gruppenarbeit eigene Stücke geschrieben, die dann erfolgreich in mehreren Vorstellungen der Öffentlichkeit präsentiert werden. Das hohe Alter der Akteure, von denen einige schon über 90 Jahre alt sind, überrascht dabei die vielen Besucher. Mit welcher Energie und hohem Engagement

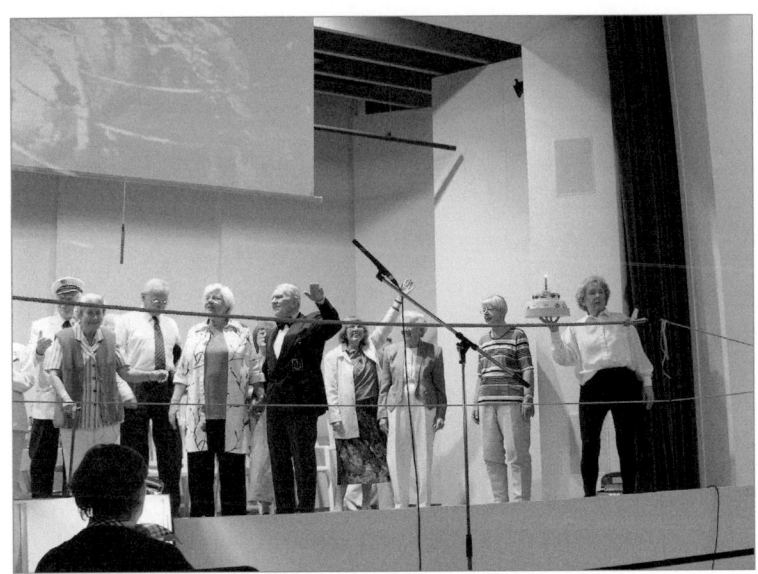

Die Schauspieler nehmen den Applaus entgegen

die Probenarbeit und die Aufführungen erlebt und gestaltet werden, zeugt von der großen Motivation der Gruppe.

Die Themen wählen die Akteure gemeinsam aus. Unter anderem wurden Märchen wie „Das Buch des Lebens" (2002) oder auch Komödien wie „Die große Reise" (2003) entwickelt und aufgeführt. Dabei wird das Element Film verwendet. Unter anderem agieren die Akteure dort auch als Filmschauspieler, es wurden aber auch gemalte Bilder der Malgruppe verwendet, die zu einem Trickfilm verarbeitet wurden. Im Jahr 2007 nahm die Theatergruppe mit der Produktion „Der Dudelsack" erfolgreich am Theaterfestival des niedersächsischen Amateurtheater Verbandes auf der Insel Baltrum teil. Die Zuschauer waren begeistert, mit wie viel Elan und Spielfreude die Senioren bei der Sache waren.

Informationen über die aktuellen Stücke werden auch im Internet unter www.theaterEilenriedestift.de vorgestellt.

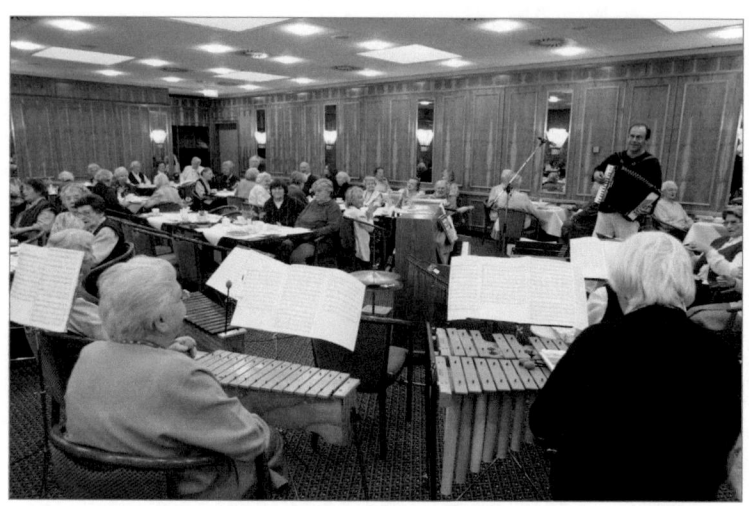
Das Orff-Orchester tritt beim „Offenen Singen" auf

Offenes Singen

Als neues niederschwelliges Angebot existiert seit vier Jahren das offene Singen im *Eilenriedestift*. Einmal monatlich treffen sich bis zu 120 Bewohner gemeinsam mit den Betreuten der Tagesgruppen für demenziell erkrankte Bewohner zum gemeinsamen Singen und Musizieren. Zwanglos werden hier Volkslieder, Evergreens, Schlager und vieles mehr gesungen und gespielt. Zwischendurch gibt es immer wieder Einlagen von engagierten Bewohnern, die ihre Künste am Klavier vorstellen oder Gedichte vortragen. Durch die Regelmäßigkeit der Veranstaltung ist hier ein integratives Angebot gelungen, das sich großer Beliebtheit erfreut und Kommunikation zwischen den gesunden und den kranken Bewohnern ermöglicht.

Rezeptive Musiktherapie

Die rezeptive Musiktherapie wird ebenfalls regelmäßig für bestimmte Bewohner durchgeführt, die dabei besonders die entspannende und regulative Wirkung von klassischer Musik erfahren können. Die damit verbundenen Gesprächsrunden berücksichtigen den kommunikativen Aspekt und fordern und trainieren daneben kognitive Leistungen (wie z.B. Gedächtnis). Die Kleingruppen haben 6-8 Teilnehmer.
In diesem Buch soll nun vor allem auf die aktive Musiktherapie eingegangen werden.

1.1.2 Gruppenangebote der Musiktherapie

Es gibt im *Eilenriedestift* verschiedene Gruppenangebote der Musiktherapie, die sich an den unterschiedlichen Einschränkungen und Bedürfnissen der Teilnehmer (TN) orientieren. Inhalte und Konzept sind dabei den TN angepasst und unterscheiden sich durch die eingesetzten Medien, die musikalischen Inhalte, die Tageszeit der Veranstaltung und die Teilnehmerzahl (gesprächsintensive Gruppen, in denen z.B. auch Gedächtnistraining integriert ist, sind kleiner als rein musizierende Gruppen mit Schwerpunkt Singen).

Folgende Gruppenangebote sind von mir dort eingerichtet worden:

▶ **Kleingruppe mit Demenzpatienten**

Form: Aktiv / Rezeptiv
6-8 Teilnehmer
Dauer 60 Minuten

Tageszeit: Vormittags

Musikalische Inhalte
Rezeptiv:
Hören von Schallplatten und CD's
U-Musik: Schlager, Arien aus Operette, Tanzmusik
E-Musik: geistliche und weltliche Lieder, leichte Klassik, Arien aus Opern

Aktiv:
Singen
Volkslieder, Schlager aus verschiedenen Epochen, Operettenlieder, Kinderlieder etc.

Die Stunden sind je nach Befindlichkeit der Gruppe von den Teilnehmern frei gestaltet oder einem Thema zugeordnet.

Themenbereiche (Beispiele):
Gefühlsbetonte Themen
Biografisch orientierte Musik, Geburtstage, Jahreszeiten, Feste, bestimmte Sänger/innen, Musikgruppen, Lebensthemen wie Liebe, Beruf, Jugend, Tanz etc.

▶ **Kleingruppe mit Hemiplegiepatienten**

Form: Rezeptiv mit aktiven Anteilen
6-8 Teilnehmer
Dauer 60 Minuten

Tageszeit: Vormittags

Rezeptiv:
Hören von Schallplatten und CD's (Bewohner können bei der Auswahl mitbestimmen)
E-Musik: geistliche und weltliche Lieder, Arien aus Oper, Klassikkonzerte, Oratorien, Meditationsmusik, Kammermusik, Ethnomusik
U-Musik: Schlager, Arien aus Operette

Aktiv:
Singen von Volksliedern
Die Inhalte sind stark von der Stimmung der Bewohner abhängig. Es wird versucht sie in ihrer momentanen emotionalen Situation mit Musik anzusprechen.
Die Stunden sind in der Kernzeit einem Thema zugeordnet. Dabei werden auch die reichhaltig gespendeten Schallplatten eingesetzt. (Verzeichnis der Platten ist vorhanden)

Themenbereiche (Beispiele):
Themen, die Denkprozesse anregen, dabei aber auch emotionale Bezüge aufweisen:
Liebe, Trauer, Jugend, Kindheit, Alter, Religion, Tanz
Aber auch: Große Pianisten, regionale Musikstile (z.B. plattdeutsche Lieder, Rheinlieder etc.), Sänger- oder Gruppenportraits (z.B. Richard Tauber, Comedian Harmonists)

▶ **Kleingruppe mit Aphasiepatienten**

Form: Aktiv mit Trommeln
6-8 Teilnehmer
Dauer 35-45 Minuten

Tageszeit: Später Vormittag

Themen: Die TN trommeln mit Schlegeln auf verschiedenen Trommeln.

Eingesetzt wird dabei auch eine therapeutische Tischtrommel, an der alle TN gleichzeitig, auch mit Rollstühlen, sitzen und spielen können.

Inhalte:
Freie Inhalte: Improvisation, geleitete rhythmische Übungen, einfache musikalische Formen wie Solo / Tutti, Frage Antwort, Echo etc.

Festgelegte Inhalte: Trommeln zu Musik eines Begleitinstrumentes (Klavier, Akkordeon, Gitarre) oder eines gesungenen Liedes

▶ **Großgruppe**

Form: Aktiv mit Singen und verschiedensten elementaren Musikinstrumenten
16-20 Teilnehmer
Dauer 45 Minuten

Tageszeit: Später Nachmittag

Themen: Spielen und Singen von bekannten Liedern, freie Improvisation

Inhalte:
Das Singen steht zunächst im Vordergrund, nach Bedarf werden dann Instrumente eingesetzt und frei oder geführt gespielt.
Singen von Wunschliedern: Jahreszeiten, andere Themen

Spielen der Instrumente mit freier Improvisation,
Improvisation zu den Liedern und anderen Themen, geleitete Übungen, einfache musikalische Formen wie Solo / Tutti, Frage / Antwort, Echo etc., Rondo

▶ **Kleingruppe mit demenziell Erkrankten**

Form: Aktiv mit Orff'schen Instrumenten
6-8 Bewohner aus den Häusern
Dauer 45 Minuten

Tageszeit: Nachmittags

Themen: Die TN spielen auf verschiedenen Orff'schen Instrumenten. Dabei werden neben freien Improvisationen und rhythmischen Übungen auf Wunsch auch Lieder gesungen und begleitet.

Inhalte:
Improvisation,
geleitete einfache rhythmische Übungen,
einfache musikalische Formen wie Solo / Tutti, Frage Antwort,
Echo etc.
grafische Notation zu gespielter Musik
kurze Geschichten musikalisch begleiten

Die ersten Stundeneinheiten dieser Gruppe werden ausführlich im Kapitel 1.3 beschrieben.

1.2   Instrumentarium

Für die aktive Musiktherapie sind das Orff-Instrumentarium und verschiedene Percussionsinstrumente geeignet. Da bei der Instrumentierung von Musiktherapiegruppen nicht nur auf die Spielbarkeit, sondern auch auf die Klangfülle und akustische Wirkung geachtet werden sollte, folgt eine kurze Beschreibung des von mir benutzten Materials unter Berücksichtigung dessen Eignung für die Arbeit mit Senioren. Die Instrumente sind in Stabspiele, Fellinstrumente und Latin Percussion aufgeteilt. In Klammer steht jeweils die Anzahl der im *Eilenriedestift* vorhandenen Instrumente.

1.2.1   Stabspiele
Material: Holz, Metall / bestimmte Tonhöhe

▶ **Xylophon** (4) (Tenor - Alt, c' - c''')
Bei Senioren wegen seines weichen, prägnanten Klanges, der guten Spielbarkeit und des ästhetischen Aussehens beliebt. Gerade für Anfänger ist es gut geeignet, da schnell „befriedigende" Klänge erzeugt werden können. Da die Töne nur kurz nachklingen, ist auch der Einsatz mehrerer Xylophone in der Gruppe möglich, denn Dissonanzen werden so nicht zu dominant.

▶ **Metallophon** (1) (Tenor - Alt, c' - c''')
Der raumfüllende Klang und die lange Tondauer machen den Charakter

des Metallophons aus. Es ist möglichst nur einzeln einzusetzen, denn sonst können zu starke Reibungen entstehen, die bei den alten Menschen negative Wirkungen erzeugen. Einzeln ist es dann aber sehr gut einsetzbar und bereichert den Gruppenklang.

▶ **Glockenspiel** (2) (Sopran, Alt)
Der Klang ist vielen Älteren noch aus der Kindheit vertraut und wird gerne gehört. Ein Nachteil ist die geringe Größe des Instruments, es erfordert motorische Geschicklichkeit und gute Sehfähigkeit des Spielenden und ist so nicht für jeden geeignet. Es fügt sich bei gezieltem Einsatz gut in den Gesamtklang ein und kann dank der Tonhöhe belebend und aktivierend wirken.

▶ **Klangstäbe** (5. Pentatonische Skala) (Sopran, Alt, Tenor)
Die Klangstäbe haben den Vorteil, einzeln – mit dem Akzent auf Rhythmus – und in einer zusammengestellten Tonreihe – mit dem Akzent auf Melodik – eingesetzt werden zu können. Es empfehlen sich dabei für die Arbeit mit Senioren mittlere Tonlagen, denn sehr tiefe Töne (Subkontrabass) kann der alte Mensch nur noch schwer hören. Die körperliche Wahrnehmung (Zwerchfellresonanz) ist dagegen sehr stark und wird von den meisten als unangenehm empfunden.

1.2.2 Fellinstrumente
unbestimmte u. bestimmte Tonhöhe (Pauke)

▶ **Kesselpauke** (1)
Dieses Instrument ist gut für die Musiktherapie mit Älteren geeignet. Der tiefe Klang kann dem Spielenden und den Zuhörern ein Gefühl von Sicherheit geben, besonders wenn ein metrischer Grundschlag gespielt wird. Die starke Schwingung des Fells kann für sensorische Übungen genutzt werden (Tastsinn).

▶ **Kleine Pauken**
Sie sind nicht so wirkungsvoll wie die größere Kesselpauke, können jedoch das Klangspektrum erweitern und besonders bei rhythmischen Übungen benutzt werden. Die vielen Variationsmöglichkeiten beim Spielen (Schlägel,

Hand, Fingerspitzen) machen das Instrument für die Improvisation sehr interessant.

▶ **Handtrommel**
Sie ist nur für beidseitig gesunde Senioren spielbar, da eine Hand fest hält, während die andere schlägt. Die Transportabilität ist dann jedoch ein großer Vorteil, denn sie ermöglicht unterschiedliche Spielpositionen und die Trommel kann bei Bewegungen im Raum mitgenommen werden.

1.2.3 Kleines Schlagwerk
Material: Holz, Metall / unbestimmte Tonhöhe

▶ **Triangel** (3)
Die hohen Töne der Triangel haben eine starke Wirkung auf die Gruppe und können aktivierend und konzentrierend sein. Sie muss jedoch sparsam eingesetzt werden, Tonwiederholungen können Stresszustände erzeugen. Zu beachten ist auch deren Gewicht, ein zu langes Halten kann zu Verkrampfungen in der Arm- und Schultermuskulatur des Spielenden führen, deshalb ist ein Aufhängen an Ständern vorteilhaft.

▶ **Hängendes Becken** (1)
Ist besonders gut für die Musiktherapie geeignet, denn es kann neben dem Einsatz in musikalischer Improvisation als Ausgangsobjekt für Übungen, die die Sensibilität des Tastsinns anregen sollen, benutzt werden. Der TN kann bei Berühren des Instruments feinste, vibrierende Impulse empfinden. Neben der Anregung der Nerven bekommt er so auch eine Vorstellung von den Ursachen der Klänge. Das Becken kann auch gut als Signal verwendet werden, denn es hebt sich von den anderen Instrumenten im Klang ab und ist von jedem zu hören.

▶ **Cymbeln, Schellenring, Schellenrassel** (je 1)
Sie können bei vorsichtigem Gebrauch aktivierend, belebend und rhythmisierend wirken und besitzen einen durchdringenden Klang, der evtl. unangenehm wirkt. Sie sind aber aufgrund ihres individuellen Klanges für Improvisationen empfehlenswert, denn sie helfen Atmosphäre zu schaffen (je nach Themenwahl).

▶ **Gato Drum, Holzblocktrommel, Rasseln, Schüttelrohr** (je 1)
Die einfache Handhabung und klangliche Vielfalt dieser Instrumente macht
ihren Einsatz in der Altenarbeit sinnvoll. Das Spielen der Rasseln und des
Schüttelrohrs wirkt auch motorisch aktivierend. Bei Improvisationen regen
diese Instrumente die Fantasie an, denn mit ihnen können ungewohnte
Klänge erzeugt werden.

▶ **Tischtrommel**
Eine sehr große Trommel, in verschiedenen Ausführungen erhältlich (stimm-
bar, höhenverstellbare Beine), mit flachem Rahmen und Beinen in Tisch-
form. Kann mit mehreren TN gespielt werden, die um die Trommel stehen,
aber auch sitzen können. Auch für Rollstuhlfahrer geeignet. Zeichnet sich
durch die Klangfülle und die intensiven Basstöne aus, die stark aktivierend
wirken und zum Mitspielen anregen. Die kreisförmige Spielform fördert die
Kommunikation und das Gruppengefühl. Die vielfältigen Spielmöglichkeiten
sind ebenfalls sehr reizvoll (Schlägel, Hand, Fingerspitzen).

1.2.4 Latin Percussion
Material: Holz, Metall / unbestimmte Tonhöhe

▶ **Mardcas, Wooden Agogo, Claves, Vibra Slap, Guiro, Tempel-
blocks, Cow Bell** (je 1)
Die klanglichen Variationsmöglichkeiten bereits im elementaren Musizieren
und Improvisieren werden durch die große Vielfalt dieser „exotischen" Instrumente stark erweitert. Sie sind für rhythmenbetonte Übungen ebenso
geeignet wie zur Improvisation mit gestalterischen Inhalten und können
viel zur Schaffung einer lebendigen Atmosphäre beitragen. Es empfiehlt
sich, ein gewisses Sortiment zu Verfügung zu haben, denn dadurch hat
man auch die Möglichkeit, die Teilnehmerzahl wahlweise zu vergrößern.

1.3 Bericht über die Gruppe der B-Station*

1.3.1 Vorüberlegungen

Die Gruppe wurde vom Personal der B-Station ausgewählt. Die Teilnehmerzahl wurde auf 5-8 TN begrenzt, da es sich meist um stark behinderte Patienten handelte, die intensive Betreuung benötigten. Die TN waren die geistig und körperlich noch Aktivsten der Station. Sie kannten sich untereinander schon vom Stationsleben und von gemeinsamen Aktivitäten bei der Ergotherapie. Über den Grad der Behinderung bei den einzelnen TN musste ich mir erst ein Bild machen. Ich erfuhr aber aus Vorgesprächen, dass der Inhalt des Angebots nicht auf musikalischen Schwerpunkten liegen konnte, wie es bei Senioren, die sehr rege und wach sind, durchaus möglich ist, sondern auf dem Gruppenerleben. Über das Medium Musik wollten wir eine Aktivierung der TN erreichen. Das gemeinsame Erleben stand über dem Lernprozess des Einzelnen, die Kreativität und Fantasie über Noten und technischen Übungen.

Für die erste Stunde wählte ich flexibel gestaltbare Übungen mit geringer Anforderung aus. Eine Überforderung der TN in der ersten Stunde wäre eine sehr schlechte Ausgangsbasis gewesen und musste vermieden werden. Mein Hauptziel war zunächst, eine gute und entspannte Atmosphäre zu schaffen, in der die TN mich und das Instrumentarium kennen lernen. Das Neuland der Improvisation mit Instrumenten zu betreten, ist für alte Menschen nur über Spaß und Freude zu erreichen.

1.3.2 Die Wahl der Instrumente

Das Orff'sche Instrumentarium erfordert durchaus gewisse technische Fähigkeiten: Die Schlägelhaltung, die Körperhaltung, das Spielen auf dem Klangobjekt. All das und die für alte Menschen neuen und unbekannten

---

* 2008 wurde die B-Station in eine Tagespflege für leicht bis mittelschwer demenziell erkrankte Bewohner aus dem ambulanten Bereich umgewandelt, nachdem im Jahr 2007 die Hausgemeinschaften Eilenriedestift für schwer demenziell erkrankte Bewohner eröffnet worden waren.

Klänge sind behutsam und vorsichtig vorzustellen. Eine falsche Handhaltung kann zu Verkrampfungen in Arm und Schulter oder des ganzen Körpers führen, was zu einem ungünstigen Ergebnis führen würde. Nur ein gutes Körpergefühl erzeugt die Motivation wiederzukommen, und das war das Hauptziel dieser ersten Stunde. Ich wählte nur die Stabspiele Xylophon und Metallophon aus. Diese Instrumente sind aufgrund ihrer Größe leicht zu bedienen (im Gegensatz zum Glockenspiel) und haben auch durch die optische Schönheit eine positive Wirkung auf Senioren. Außerdem erhalten so alle TN die gleichen Anweisungen und spielen in derselben Technik. Ich wollte die Instrumente erst während der Stunde aufbauen bzw. vorstellen und vorher ein Kennenlernspiel durchführen. Es sollte jeder TN die Entwicklung zum Instrumentenspiel logisch nachvollziehen und persönliche Freude über „sein" eigenes, ihm überlassenes Instrument empfinden können.

1.3.3 Thema der ersten Stunde

Da ich davon ausging, dass keiner aus der Gruppe musikalisch vorgebildet war, wollte ich den Schwerpunkt auf freie atonale Improvisation setzen. Auf der Grundlage eines durchgehenden Metrums sollten die TN versuchen, frei zu improvisieren. Der Rhythmus ist eine gute Basis; er gibt eine gewisse Sicherheit durch seine Monotonie und Gleichförmigkeit, wenn er nur als durchgehende Viertel gespielt wird. Dies lässt dann alle Freiheit in Dynamik und Melodik für die darüber improvisierenden Spieler. Aufgrund früherer Erfahrungen wusste ich, dass ganz freie Improvisation ohne Takt oder Metrum für Anfänger viel zu schwer ist. Diese Art zu musizieren ist den meisten vollkommen fremd. Einfacher ist es, über etwas Bekanntes, wie in diesem Fall den 4/4 Takt, zu improvisieren. Durch die Freiheit der Töne ist jeder TN in der Lage, „blind" zu spielen, also auch währenddessen auf die anderen zu achten. Meist nimmt der TN die Möglichkeit des Blickkontaktes zur Gruppe oder zum Leiter nicht von selbst wahr. Jedoch bei spezieller Aufforderung geschieht dies und bringt dem Einzelnen die Wahrnehmung der ganzen Gruppe in ihrer Spielsituation nahe. Gerade bei freier atonaler Improvisation ist es schön und befriedigend, auch die anderen TN und deren Spiel zu sehen und ihre Melodien oder Töne zu hören.

Dies zu erreichen, war mir gerade für die erste Stunde sehr wichtig.

1.4 Stundenbild I

Thema:	Instrumente:
Kennenlernen der Teilnehmer	Xylophone
erste freie atonale Improvisation auf Metrum	1 Metallophon
Abkürzungen:	1 Standpauke
L = Leiter	
TN = Teilnehmer	

Aufgabe	Intention	Didaktischer Kommentar
I.1 Vorstellen der Namen		
L geht zu jedem Gruppenmitglied und fragt nach dessen Namen und stellt sich selber vor.	Kennenlernen der Gruppe. Herstellen persönlichen Kontaktes	Durch Fragen an die Einzelnen kann die Atmosphäre noch aufgelockert werden.
I.2 Namensschilder		
Jeder TN schreibt seinen Vor- und Zunamen auf ein Blatt Papier. Dabei benutzt er Wachskreide mit einer selbst gewählten Farbe.	Lernen der Namen Ich-Stärkung der TN Test der Feinmotorik	Jeder wählt einzeln aus. Die Gruppe bemerkt also die Farbwahl. Evtl. Hilfestellung beim Schreiben geben.
I.3 Handbewegung zum Vornamen		
Jeder TN spricht den Vornamen einzeln aus und macht gleichzeitig eine charakteristische Handbewegung als rhythmische Unterstützung des Klanges. Die Reihenfolge ist kreisförmig. Die Gruppe wiederholt als Echo den Namen und die Handbewegung.	Persönlichen Kontakt schaffen Verbindung von Stimme und Bewegung Soziale Integration Formgefühl: Solo/Tutti erarbeiten	Auf jeden Fall sollte L beginnen! Evtl. Einzelnen bei der Bewegung helfen. Hilfe beim Einsatz der Gruppe durch Atemholen (Dirigieren) geben. Reaktion auf die einzelnen Vornamen zeigen (positiv verstärken).

Musiktherapie mit Senioren

Aufgabe	Intention	Didaktischer Kommentar
I.4 Instrumente verteilen		
Jeder TN bekommt ein großes Stabspiel. Dabei stellt L die einzelnen Instrumente vor und demonstriert die Schlägeltechnik.	Kennenlernen der Instrumente und ihrer Namen	Jeder TN bekommt nur einen Schlägel; Mut zum Ausprobieren geben; evtl. etwas über die Herkunft erzählen.
I.5 Crescendo/ Decrescendo über Grundmetrum		
L spielt Metrum mit Pauke und motiviert Gruppe zum Mitspielen. L spielt Pauke – Gruppe Stabspiele. Die Gruppe spielt, je nach Anweisung, in freier Tonwahl in verschiedener Dynamik.	Rhythm. Gefühl der TN kennen lernen Motivation zu erster, freier Improvisation Kennenlernen der Technik und des Raumklanges Treffsicherheit und Feinmotorik prüfen	Die Aufgabe kann beliebig verändert werden, je nach Fähigkeit der TN. (Evtl. weitere Anweisungen zum Tempo geben).
I.6 Dirigent und Orchester		
L zeigt durch Dirigieren Metrum und Dynamik an. Die Gruppe spielt in freier Tonalität.	Bindung zwischen L und Gruppe schaffen Entwickeln einer freien Musik Formgefühl durch Anfang und Ende bilden	Auch durch unterschiedliche Einsätze kann L das Spiel beleben und variieren. Nichtspielende TN können die anderen besser hören. Positives Feedback geben.
I.7 Ein TN spielt den Dirigenten		

1.4.1 Stundenverlauf I

TN: Frau St., Frau J., Frau B., Frau K., Frau D., Frau T. und zwei Krankengymnastinnen (KG)

Die TN wurden vom Personal der B-Station in den großen, hellen Krankengymnastikraum gebracht. Dabei konnte ich schon die starke Behinderung der Patienten erkennen. Sie gingen langsam, vorsichtig, nur mit Hilfestellung und brauchten viel Unterstützung. Auch die Platzwahl gestaltete das Personal, was auf eine gewisse Hilflosigkeit und einen Mangel an eigener Entscheidungskraft hindeutete. Frau B. kam im Rollstuhl. Ebenfalls dabei waren zwei Krankengymnastinnen, von denen im weiteren Verlauf der Gruppentherapie immer eine anwesend war. Aus medizinischen und juristischen Gründen ist die Anwesenheit einer Hilfsperson aus dem Stift notwendig. Auch für mich war es immer sehr hilfreich und die Zusammenarbeit während der Stunde hat sich immer bewährt.

Verlauf der einzelnen Übungen

zu I.1: Vorstellen der Namen
Nachdem ich mich vorgestellt hatte, ging ich zu allen TN, begrüßte sie und fragte nach ihrem Namen. Auch die Vornamen waren gefragt und dies führte zu erster Heiterkeit. Viele hatten den Vornamen der anderen TN noch nie gehört und so entstand Interesse und Anteilnahme an der Begrüßung jedes Einzelnen. Alte Menschen sind es oft nicht gewohnt, ihren Vornamen auszusprechen, denn dies ist ein Privileg nur für Freunde und Verwandte und schafft ungewollte Intimität. In dieser Spielsituation fiel es ihnen jedoch leicht.

zu I.2: Namensschilder
Jedem TN gelang es dann, seinen Namen auf ein Blatt Papier (Papp-unterlage) zu schreiben. Die Wahl der eigenen Lieblingsfarbe aus dem Wachsfarbenkasten schuf erneut eine Möglichkeit der Kontaktaufnahme zu den TN. Wir legten das Papier vor die TN, und so war von Anfang an die Möglichkeit geschaffen, jeden TN mit seinem Namen anzusprechen.

zu I.3: Handbewegung zum Vornamen

Die zweite Übung gelang den meisten nur mit Schwierigkeiten, obwohl die Gruppe sich bemühte. Das laute und für alle hörbare Aussprechen des Vornamens geschah nur zögernd. Der echoförmige Einsatz der anderen TN setzte ungleichmäßig ein und musste von mir stark geleitet werden. Dass der gleichzeitige Einsatz schon sehr viel Umsicht und Zeitgefühl erforderte, war mir nicht klar gewesen, aber durch direktes Eingreifen gelang die Übung letztendlich doch.

Die Handbewegungen zum Vornamen waren sehr zurückhaltend, ließen aber durchaus charakteristische Unterschiede erkennen. Die Gruppe wurde auf jeden TN aufmerksam gemacht und musste etwas Persönliches von ihm aufnehmen und wiederholen. Das schaffte persönlichen Kontakt und Ich-Stärkung der TN. In den Gesichtern der TN war deutlich der Spaß an dieser Übung zu erkennen. Über einige der Handbewegungen wurde sogar offen gelacht. Nachdem die Krankengymnastinnen und ich uns vorgestellt hatten, war eine gute Atmosphäre geschaffen, die jeden in die Gruppe einschloss.

Keiner der TN hatte Schwierigkeiten, allein vor die Gruppe zu treten und sich zu produzieren. Bei diesen Übungen zeigten sich die unterschiedlichen sprachlichen und motorischen Fähigkeiten der TN. Besonders Frau K. hatte Schwierigkeiten, laut genug zu sprechen und musste darauf aufmerksam gemacht werden. Der Vorname eignet sich für eine solche Übung gut, da er auch bei Gedächtnisstörungen der Patienten meist behalten wird und ausgesprochen werden kann.

zu I.4: Instrumente verteilen

Das Verteilen der Instrumente ging dann sehr schnell und jeder TN begann sofort nach dem Erhalt des Schlägels zu spielen. Die Spielfreude und Ungehemmtheit dieser Gruppe war auffällig, denn oft bedarf es erst genauer Anweisungen, um Senioren zum Spielen zu motivieren. Dadurch war es sehr einfach, die nächste Übung gleich aus dieser Ausprobierphase einzuleiten.

zu I.5: Crescendo/Decrescendo über Grundmetrum

Auf dem von mir gespielten Metrum mit der Kesselpauke begann dann ohne Probleme das gemeinsame Spiel auf den Instrumenten. Der Klang der Pauke ist raumfüllend und auch durch den Klangunterschied zu den Stabspielen gut als Grundmetrum geeignet. Ich wechselte die Dynamik vom Spiel der Trommel aus, musste aber gleichzeitig noch Ansagen machen, um die TN darauf aufmerksam zu machen. Die Faszination der Instrumente schien so stark zu sein, dass sie die TN manchmal von der Übung ablenkten. Das Wechseln der Dynamik förderte die Konzentration und weckte neue Energien bei den TN, welche sonst eventuell in ein monotones Spielen im Metrum übergegangen wären.

Jeder TN hatte nur einen Schlägel in der rechten Hand. Das ist für die ersten Stunden ratsam, da einige der TN noch oft neben die Klangstäbe trafen. Sie spielten auf den Holzkästen der Instrumente, was auch eine Möglichkeit der Variation ist, oder in die Zwischenräume der Stäbe. Sie waren mit einem Schlägel voll ausgelastet und bemühten sich, die für sie beste Spieltechnik herauszufinden. Frau B. spielte in der Improvisation ein Volkslied auf ihrem Xylophon an, was uns sehr überraschte. Nach der Übung erzählte sie uns von ihrer musikalischen Vergangenheit. Sie hatte vor zehn Jahren das Klavierspiel aufgeben müssen, da die Hände nicht mehr beweglich genug waren. Für Frau B. war es einerseits schön, wieder einmal zu musizieren, andererseits weckte es in ihr schmerzliche Erinnerungen. Die Gruppe lobte ihr schönes, melodiöses Spiel und half ihr so, die Traurigkeit zu überwinden.

zu I.6: Dirigent und Orchester

Diese Übung begann ich mit sehr kleinen Handzeichen, was dann auch zu leisen und ruhigen Klängen führte. Aus diesem „Pianissimo" entwickelte ich dann ein Crescendo bis zum Fortissimo. Das geschah im gemeinsamen Metrum und die Gruppe steigerte sich in sehr lautes Spielen hinein. Die TN hatten bemerkenswert wenig Schwierigkeiten mit der Lautstärke. Die Stabspiele sind nicht zu laut für die Senioren und können selbst unter vollem „Krafteinsatz" in den Gruppenklang integriert werden.

Schwieriger waren nun die von mir angezeigten schnellen Wechsel in der Dynamik. Das Schauen zum „Dirigenten" während des Spielens bedeutete eine weitere Schwierigkeit, und so musste ich immer wieder die Handbewegung durch die Stimme unterstützen. Da die Funktion des Gehörs einiger TN eingeschränkt war, musste ich laut sprechen, um den Klang der Instrumente zu übertönen. Beim leisen Spiel versuchte ich, durch Flüstern die Spannung zu erhöhen und die TN zu motivieren, noch leiser zu spielen.

zu I.7:   Ein TN spielt den Dirigenten
Diese Übung führte ich aus Zeitgründen nicht mehr durch und beendete die Stunde noch einmal mit einem gewaltigen Crescendo. Es war eine gute Stimmung in der Gruppe, und sie bestätigte damit den Spaß der TN an der Musik. Ich dankte dem „Orchester" für seinen großen Einsatz und verabschiedete die TN, die kurz darauf wieder abgeholt wurden.

1.4.2   Fazit

Für die nächste Stunde nahm ich mir vor, wiederum das Metrum als bindendes Element zur Einleitung zu benutzen. Die musikalische Improvisation sollte dann an einem Thema orientiert werden, um den TN das musikalische Geschehen transparenter zu machen und sie zur Variation und Fantasie anzuregen. Um Melodik zu erzeugen, wollte ich die Tonwahl einschränken, denn Tonalität ist den Senioren vertrauter als Atonalität.

Wichtig war für mich, in der ersten Stunde Kontakt zu den TN zu bekommen, eine Vertrauensbasis zu schaffen und Motivation zum Musizieren zu erzeugen. Ich ging mit einem sehr guten Gefühl aus der Stunde und freute mich auf die weitere Arbeit mit der Gruppe.

1.5 Stundenbild II

Thema:		Instrumente:
Vögel im Wald		Xylophone
Abkürzungen:		1 Metallophon
L = Leiter		Kesselpauke
TN = Teilnehmer		Handtrommel
		Gitarre
		Glockenspiel
		Glocke

Aufgabe	Intention	Didaktischer Kommentar
II.1 Einleitung und Begrüßung		
Wiederholung der Namensvorstellung; Verteilen der Stabspiele; jeder bekommt eins.	Kontakt herstellen Persönliche Atmosphäre schaffen	Das Metallophon nur einem weniger behinderten TN geben, da der Klang sehr dominant ist. Beim Vorstellen der Namen auf das Erinnerungsvermögen der TN achten. Noch keine Schlägel verteilen!
II.2 Das lebende Glockenspiel		
Jeder TN erhält eine Glocke mit unterschiedlicher Tonhöhe. Nach einem Begrüßungsklingeln zeigt L die Reihenfolge des Spiels an (jeweils nur ein Ton).	Aufmerksamkeit und Konzentration der Gruppe fördern; Umsetzen des visuellen Reizes in Bewegung; Einhalten einer bestimmten Reihenfolge (Formgefühl)	Erklärungen über die Herkunft der Glocken geben; evtl. ist Hilfestellung beim Spiel nötig.
II.3		
Ein TN übernimmt das Anzeigen des Melodieverlaufs.		Wie oft der Glockenspieldirigent wechselt, kann L der Gruppe überlassen. Nur falls unbedingt nötig, sollte L eingreifen.

Aufgabe	Intention	Didaktischer Kommentar
II.4 Freies Spiel über Grundmetrum		
Zum Metrum der Pauke spielen die TN in selbstgewählter Tonhöho. Die Dynamik wechselt je nach Ansage von L.	Feinmotorik üben Rhythmusgefühl fördern Soziale Integration	Verteilen der Schlägel, dabei wieder nur einer pro TN. Das Tempo des Paukenspiels etwas über Pulsschlagfrequenz. L kann durch Akzente das Spiel beleben.
II.5 Tonraum C bis G über Metrum improvisieren		
Durch Herausnahme der Klangstäbe A und H wird die Wahl der Töne begrenzt. Die TN können kleine Melodien spielen. L spielt dazu weiter den Paukenrhythmus.	Bewusstmachen des Begriffs Tonraum Feinmotorik und Treffsicherheit fördern Einleitung zu tonaler Improvisation	Das Herausnehmen der Klangstäbe mit Einverständnis der TN tun. Darauf achten, dass die Körperhaltung nicht verkrampft ist (Schultern hoch). Evtl. Einzelne solo spielen lassen.
II.6 Vogelstimmen im Wald		
Jeder TN wählt einen bekannten, einheimischen Vogel und spielt einzeln den Ruf des Vogels nach. TN sollte ein charakteristisches Spiel entwickeln.	Melodiegefühl Fantasie Kreativität anregen Ichstärkung Motivation zum Musizieren geben	Bei der Wahl des Vogels kann L die Gruppe zur Mithilfe auffordern, falls ein TN keine Idee hat. Auch Erlebnisse mit den speziellen Vögeln können hier erzählt werden.

Aufgabe	Intention	Didaktischer Kommentar
II.7 Vogelkonzert bei Soloeinlagen		
L erzählt von einem Wanderer, der im Wald den einzelnen Vögeln lauscht. L geht dabei mit einer Handtrommel zwischen den gleichzeitig spielenden TN hin und her. Je nachdem, bei wem er stehen bleibt, spielt der TN lauter als die anderen.	Freies Spiel der Gruppe Solo/Tutti Form Persönlicher Kontakt zwischen L und den einzelnen TN herstellen	Das Erzählen kann auch durch Erinnerungen der TN an Waldspaziergänge erweitert werden. Dazu sollte L durchaus motivieren. Bei Soloteil eines TN evtl. den Namen des Vogels wiederholen.
II.8 Warnen vor dem Luchs		
Mit musikalischem Signal (z.B. Kuckucksruf) warnt ein TN die anderen vor dem nahenden Luchs. L spielt den Luchs mit großer Standpauke. Nach dem Signal schweigen die Vogelstimmen.	Musikalischen Ablauf mit Erzählformen erlernen Aufmerksamkeit motivieren Gedächtnis für Musik Muster entwickeln Unterscheiden der Musik	Auch hier können die TN wieder eigene Erfahrungen einbringen. Das Warnsignal sollte ein gedächtnisstarker TN spielen, um das Signal wiederholbar zu machen.
II.9 Wanderer und Luchs		
Nacheinander spielt L die Pauke und die Handtrommel, die TN reagieren entweder mit Tuttikonzert oder Warnsignal und Pause.	Unterschiede Pauke und Handtrommel hören lernen Formgefühl entwickeln Reaktion, Konzentrationsvermögen fördern u. prüfen	L kann dieses komplizierte Spiel durch seine Erzählung der Geschichte gut vereinfachen. Der musikalische Ablauf wird so transparenter. Nach Ablauf der Geschichte positives Feedback der Gruppe geben.

Aufgabe	Intention	Didaktischer Kommentar
II.10 Die Vogel-hochzeit		
Zur Gitarrenbegleitung von L singt die Gruppe das Volkslied und spielt den Rhythmus auf den Instrumenten mit.	„Runden" Abschluss der Stunde erreichen Gruppengefühl stärken Stärkung der Atemmuskulatur Unterhaltung und Freude	Das Begleiten des Singens mit Instrumenten nur als Möglichkeit geben, denn synchron singen und spielen wird nur sehr wenigen möglich sein! Auf Wunsch die einzelnen Strophen vorher vorlesen.

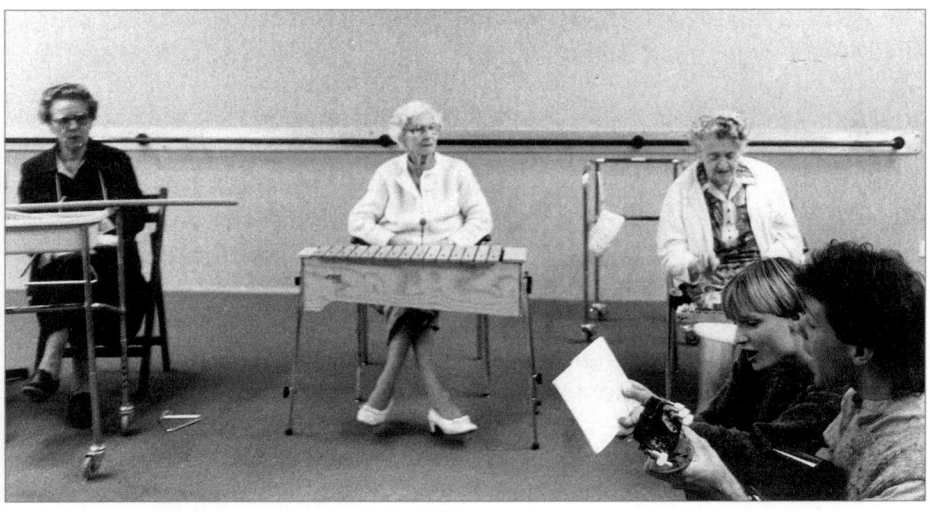

Zum Singen des Liedes spielt eine TN auf dem Glockenspiel mit.
Die anderen verfolgen das Spiel der Gitarre mit aufmerksamem Blick.

1.5.1 Stundenverlauf II

TN: Frau St., Frau J., Frau B., Frau K., Frau D., 1 KG

zu II.1: Einleitung und Begrüßung
Die Patienten schienen sich fast alle an mich zu erinnern und begrüßten mich als „den jungen Mann". Frau D. erzählte von ihrem Enkel, an den ich sie erinnern würde. Durch dieses persönliche Feedback entstand gleich guter Kontakt zwischen mir und der Gruppe. Ich finde es wichtig, den TN immer die Möglichkeit zu geben, Gespräche zu führen und die Übungen zu unterbrechen. Gerade durch die Musik werden oft Erinnerungen und Gefühle geweckt, die dann gleich ausgesprochen werden müssen, um nicht verloren zu gehen. Das Kurzzeitgedächtnis der TN war in dieser Hinsicht stark eingeschränkt.

Sie erinnerten sich weder an die Namen der Instrumente noch an den Verlauf der letzten Stunde. Ein Lernen über Gedächtnisleistungen konnte also mit dieser Gruppe nur schwer durchgeführt werden. Das motorische Gedächtnis war jedoch da, denn nach Erhalt der Schlägel konnten alle sofort wieder damit umgehen und die richtigen Spielbewegungen machen.

zu II.2: Das lebende Glockenspiel
Die Glocken fanden sofort Anklang in der Gruppe. Der helle Klang wirkte belebend und sammelte die Konzentration der Gruppe. Es war schwierig, durch Anzeigen das Spiel zu regulieren, denn der Einsatz des Einzelnen erfordert Aufmerksamkeit und strengte einige TN sehr an. Vor allem die Dauer des Läutens musste von mir deutlich angezeigt werden. Besonders Frau K. musste darauf aufmerksam gemacht werden, ihr Spiel rechtzeitig zu beenden. Es entstand deshalb kein melodisches Spiel, sondern eher freie Klänge, die aber ebenfalls gut bei der Gruppe ankamen.

zu II.3:
Das Dirigieren eines TN ließ ich von einer KG ausführen, denn die Patienten waren nicht in der Lage, vor der Gruppe zu stehen, und im Sitzen war es nicht möglich, von allen gesehen zu werden. Außerdem war wieder sprachliche Unterstützung der Handbewegung nötig und dies wäre zu an-

strengend für einen TN gewesen. Das Spiel mit den Glocken fand bei der Gruppe guten Anklang, wurde ihr nach einiger Zeit jedoch zu viel, sodass sie sich über das folgende Verteilen der Stabspiele freute. Wie alle hochklingenden Instrumente darf man die Glocken nur „wohldosiert" einsetzen. Zu viel ist hier stressfördernd und für alte Menschen unangenehm.

zu II.4: Freies Spiel über Grundmetrum

Die Gruppe begann wieder sofort, auf den Instrumenten zu spielen und ich mischte mich mit dem metrischen Spiel der Pauke unter ihre Klänge. Die Gruppe übernahm fast selbstständig das Metrum und wir musizierten so eine Zeit lang gemeinsam, wobei ich einige rhythmische Akzente auf der Pauke einfließen ließ. Frau St. hatte Schwierigkeiten, die Klangstäbe genau zu treffen.

zu II.5: Im Tonraum C bis G über Metrum improvisieren

Kein TN hatte etwas dagegen, die betreffenden Klangstäbe herauszunehmen. Auch bei späteren Stunden erwies es sich immer wieder als große Hilfe, den gewünschten Tonraum durch Herausnehmen von Tönen einzugrenzen. Diese Möglichkeit macht die Stabspiele so geeignet für die Gruppenimprovisation. Es ist jedoch wichtig, jeden TN vorher um sein Einverständnis zu bitten, denn einige können sich auch ohne diese Hilfe auf einen Tonraum beschränken und sehen dies sogar als eine Herausforderung an.

Die Schwierigkeit, die Klangstäbe richtig zu treffen, wurde jetzt noch offensichtlicher. Frau St. traf des Öfteren in den Zwischenraum zwischen den Tönen C und G. Ich rückte bei ihr die Stäbe enger zusammen, was ihr das Mitmachen vereinfachte.

Das Spielen von kleinen Melodien erwies sich als noch zu schwer. Die TN spielten meist nur die Töne aufwärts und abwärts und hatten dabei eher rhythmische als melodische Schwerpunkte. Frau B. konnte als Einzige kleine Melodien spielen. Bei ihr fiel mir besonders ihr gutes Formgefühl auf, denn sie fand am Ende ihrer Improvisation immer einen eindeutigen Schluss und legte dann den Schlägel neben das Instrument. Befriedigt die Gruppe anschauend, bekam sie unser Lob und war dann auch nicht mehr dazu zu bewegen, weiterzuspielen. Ganz anders Frau K., die nie einen Schluss finden konnte, sondern endlose Tonketten spielte und nur durch ein „Dankeschön Frau K." zum Unterbrechen ihres Spieles gebracht werden konnte. Gerade diese beiden Gegensätze zeigen, wie unterschiedlich die Probleme sein können. Doch beide hatten Spaß an dem Spiel, was für die zweite Stunde ein gutes Ergebnis war. Ich ließ jeden TN einmal ein Solo spielen, um diese Unterschiede genau erkennen zu können.

zu II.6: Vogelstimmen im Wald

Die Gruppe wurde durch das Bild der Vögel im Wald gut motiviert. Jeder fand einen Lieblingsvogel, den er dann akustisch darzustellen versuchte. Die einzelnen Vogelnamen wurden auf die Tafel geschrieben und jeder TN hatte nun seine eigene Identität. Es war für die TN leicht, die Vogelstimmen mit ihrer Musik in Verbindung zu bringen. Die Schaffung eines Rahmens, in dem improvisatorische Aufgaben gestellt werden, erwies sich für diese Gruppe immer wieder als sehr sinnvoll. Beinahe in jeder Stunde waren wir mit einem neuen Rahmenthema beschäftigt. Das bringt Abwechslung und schafft vor allem Möglichkeiten zu Gesprächen mit den TN über ihre eigenen Erfahrungen und Erlebnisse zum jeweiligen Thema.

zu II.7: Vogelkonzert mit Soloeinlagen
zu II.8: Warnen vor dem Luchs

Diese Übung erschien zunächst kompliziert und schwer durchzuführen. Besonders der zweite Teil mit dem Warnruf musste gut organisiert werden. Nachdem ich jedem Vogel gelauscht hatte, was den TN viel Spaß machte, verteilte ich nun die Aufgabe des Warnrufs. Frau B. erklärte sich bereit, das Signal zu spielen. Sie spielte den Kuckucksruf, wenn die Pauke einsetzte, und die anderen TN pausierten. Das gelang wieder nur mit verbaler Anweisung von mir, wobei ich versuchte, durch theatralisches Sprechen und Bewegen die Spannung zu erhöhen. Trotzdem musste das Spiel immer wieder erklärt werden. Zwischendurch aufzuhören ist für die desorientierten Patienten besonders schwer. Dies zeigte sich immer wieder in den folgenden Stunden und wurde deshalb intensiv geübt. Mit der Zeit besserte sich aber dieses Problem und die Gruppe konnte die Stille richtig genießen. In dieser Stunde war das noch nicht möglich. Trotzdem wurde den TN der Spielablauf nach mehreren Wiederholungen immer geläufiger.

zu II.10: Die Vogelhochzeit

Das Singen des Liedes war für alle ein schöner Stundenabschluss. Bei Senioren sind die bekannten Volkslieder beliebt und helfen gerade am

Ende einer Stunde, die Gruppe noch einmal zu motivieren. Die Gitarre ist dabei ein geeignetes Begleitinstrument. Sie gibt den oft schon schwachen Stimmen einen tragenden Hintergrund. Frau D. spielte auf ihrem Instrument den Rhythmus mit und die anderen TN sangen dazu. Ihnen war der Text bekannt und ich fand es bemerkenswert, wie kräftig die Stimmen klangen. Dieses engagierte Mitsingen brachte mich auf die Idee, das nächste Mal genau dieses Lied zu erarbeiten.

1.5.2   Fazit

Die Gruppe improvisiert lebendiger, wenn sie ein Bild oder Thema als Grundlage hat. Das fehlende Formgefühl bei eigenen Melodien ist auffällig und kann über das Spielen eines bekannten Liedes mitunter verbessert werden. Alle TN sind von der Musik mit Orff'schen Instrumenten angetan und haben Spaß, selber damit umzugehen.

1.6   Stundenbild III

Thema:	Instrumente und Material:
Entwickeln einer Begleitung für das Lied: „Die Vogelhochzeit" **Abkürzungen:** L = Leiter / TN = Teilhehmer	Xylophon 1 Metallophon Kesselpauke Triangel Gymnastikkeulen

Aufgabe	Intention	Didaktischer Kommentar
III.1 Begrüßung		
Verteilen der Instrumente. Nur Stabspiele, für jeden TN eins.	Beziehung Gruppe/L herstellen	Darauf achten, wer welches Instrument bekommt; evtl. Wünsche der TN beobachten.
III.2 Metrum		
Zum Spiel der Pauke (L) improvisiert die Gruppe im Metrum. L verändert das Tempo und Gruppe folgt.	Rhythmusgefühl Reaktionsvermögen Feinmotorik Gruppengefühl	Darauf achten, dass alle möglichst im Metrum spielen. Durch Gesten von L kann die Gruppe auch visuell den Rhythmus abnehmen.
III.3 Betonung der Eins + Drei im 4/4 Takt		
Die Gruppe spielt auf einem Ton den Rhythmus, den L auf der Pauke vorstellt.	Erarbeitung des Rhythmus	Gruppe bestärken, falls es nötig ist. Zur Verdeutlichung der Motivation kann L auch Melodie dazu singen.
III.4 Keulen stellen Rhythmus dar		
L stellt vier Keulen im Raum für alle sichtbar auf. Jede Keule stellt ein Viertel dar. Eine quer gelegte Keule symbolisiert die Betonung.	Visuelles Abnehmen des Rhythmus Erlernen der Akzente	Darauf achten, dass der Rhythmus schwungvoll gespielt wird und nicht zu monoton.

Aufgabe	Intention	Didaktischer Kommentar
III.5		
2 TN erhalten Pauke und Triangel und spielen nur die Betonung. Die anderen spielen das Metrum auf Stabspielen.	Akustische Wahrnehmung der Akzente Differenziertes Spiel entwickeln Veränderung des Klanges zur Konzentration Motivation	Nur rhythmisch-metrisch sichere TN sollten die Triangel und Pauke spielen. Die Triangel kann auf Wunsch auch gewechselt werden.
III.6 Ostinato als Begleitung		
Der C-Dur Akkord wird nun aufgeteilt. Je ein TN spielt 2 Töne im Wechsel. Erst langsam beginnend wird der Rhythmus dann schneller, bis zum Tempo des Liedes „Die Vogelhochzeit", gespielt.	Begleitostinatio entwickeln Melodische Einschränkung des Rhythmus	Die Töne, die nicht zum C-Dur Akkord gehören, herausnehmen.
III.7 Singen und Spielen „Die Vogelhochzeit"		
Die TN spielen das Begleitungsostinato mit Stabspielen, Pauke u. Triangel	Erlernen des Liedes	
III.8		
Wechsel zwischen Singen und Spielen mit Gitarrenbegleitung. Beim Spielen auch Solopassagen einzelner TN.	Fröhlicher Abschluss der Stunde Improvisationsfähigkeit verstärken	Beim Instrumental-soloteil singt L die Liedstrophen zur Orientierung mit.

1.6.1 Stundenverlauf III (TN wie Stunde II)

In dieser Stunde wollte ich vom Rhythmus ausgehend das Lied „Die Vogelhochzeit" mit einer Ostinatobegleitung singen und spielen lassen. Trotz der Schwierigkeiten in Konzentration, Gedächtnis, Aufmerksamkeit und Feinmotorik schien es mir möglich, ein Begleitostinato zu entwickeln.
Ich sagte den TN gleich am Anfang der Stunde, welches Lied wir erarbeiten wollen. Durch den Spaß am Singen, der allen aus der letzten Stunde noch in Erinnerung war, waren sie motiviert, die Begleitung zu erlernen. Für die Senioren ist es meist ein Erfolgserlebnis, nach konzentriertem Üben das eigene Spielen eines ihnen schon bekannten Liedes zu erleben. Der Schwerpunkt war also in dieser Stunde nicht, die freie Improvisation zu üben, sondern ein Stück zu spielen. Ich war neugierig, wie die Gruppe reagieren würde. Das Hauptziel dieser Musikstunde liegt darin, ein gutes Gruppengefühl, gute Stimmung und Atmosphäre zu schaffen, Ablenkung von den eigenen Problemen mit Alter und Krankheit zu erreichen, um einen kreativen Prozess in Gang zu setzen. Durch Überforderung der TN erreicht man genau das Gegenteil und zwar die Erinnerung an die altersbedingten Unzulänglichkeiten. Der alte Mensch wird wieder mit seiner Schwäche und der Verzweiflung darüber konfrontiert. Es ist deshalb sehr wichtig, jeden TN bei seinem individuellen Leistungsstand „abzuholen" und darauf aufbauend die Lernziele zu entwickeln. Die Gruppenmitglieder der B-Station waren auf fast gleichem Leistungsstand, was die Arbeit erleichterte. Nur Frau B. hatte eine gute Musikalität und fiel deshalb heraus. Sie profitierte aber wiederum viel vom Gruppengeschehen und konnte aufbauend auf dem Spiel der anderen, ihre eigenen Wege gehen.

zu III.2: Metrum
Das Spielen des Metrums war wieder ein guter Einstieg. Die folgenden Tempoveränderungen waren schwieriger durchzuführen. Ich versuchte, durch Gehen auf der Stelle mit Steigerung bis zum Laufschritt die Accelerandi und Diminuendi auch optisch darzustellen. Die Gruppe konnte daraufhin auch tatsächlich besser gemeinsam das Metrum verändern. Die schnellen Wechsel steigerten die Reaktionsbereitschaft der TN und machten ihnen Spaß. Aus einem mittleren Tempo heraus (Herzschlag) entwickelten wir dann den 4/4 Takt. Ich ging dabei auch auf der Stelle mit. Dieser Takt war den TN so geläufig, dass alle mitspielen konnten. Ich ließ daraufhin die TN

die Spielhand von rechts auf links wechseln, um sie nicht zu einseitig zu aktivieren. Rhythmische Bewegungen lassen sich meist leicht von rechts auf links übertragen und sind dazu geeignet. Schwieriger wird dies beim Spielen von Melodien. Es ist gut, den TN selbst entscheiden zu lassen, mit welcher Hand er spielt. Er muss auf die Möglichkeit also immer wieder hingewiesen werden, denn meist wird die dominante Hand genommen.

zu III.4: Keulen stellen Rhythmus dar

Um Takte oder Rhythmen darzustellen, bietet es sich an, andere optische Hilfsmittel als Noten zu benutzen. Die Gymnastikkeulen eignen sich gut dazu, da sie gut sichtbar sind. Durch Querlegen von Keulen können Akzente, durch Wegnehmen Rhythmen dargestellt werden. Fortgeschrittene Spieler können sich durch eigenes Postieren der Keulen selbst Rhythmen zusammenstellen und sie dann zu spielen versuchen. Auch von sehbehinderten TN können die Keulen meist noch erkannt werden. In dieser Stunde wollte ich den Takt nur einmal auf eine andere Weise weiter üben. Die TN hatten Spaß zu sehen, was sie spielten.

zu III.5:

Nun erhielten Frau B. und Frau J. die Pauke bzw. die Triangel. Sie hatten die Betonung schon auf den Stabspielen recht deutlich gespielt und schienen mir am besten dafür geeignet, nur noch die Akzente zu spielen. Mit ihrer Unterstützung, die den Takt noch stabiler machte, entwickelten wir nun das Begleitostinato.

zu III.6: Ostinato als Begleitung

Nachdem die TN sich für zwei der drei C-Dur Akkordtöne entschieden hatten, spielten wir gemeinsam den Akkord im Metrum. Auffallend war die Geduld und Ausdauer, mit der sich die TN eben nur auf „ihre" Töne beschränkten. Sie hielten das Ostinato lange durch und konnten es schließlich auch schneller spielen, bis wir das Tempo des Liedes erreicht hatten. Frau B. wollte wieder Xylophon spielen und überraschte dann mit Viertel-Triolen im C-Dur Akkord.

zu III.7: Singen und Spielen des Liedes „Die Vogelhochzeit"

Ich war froh über die Disziplin der Gruppe und begann mit dem Spielen des Liedes. Nun wurde das Spiel schwungvoller und lebendiger. Die TN hörten, dass ihre Begleitung zu der Melodie passte und hatten so den Weg vom Rhythmus über Harmonik zu Melodik durchlebt und erfolgreich abgeschlossen. Auch wenn dieses Ostinato nur auf einer Harmonie begründet war, ist es für diese Gruppe mit ihrem speziellen Leistungsstand eine genügend hohe Anforderung gewesen. Des Lied wurde nun etwa 10 Minuten durchgespielt. (Tutti, Instrumentalsoli, nur Gesang, Melodie gesummt, textkonforme, dynamische Steigerungen). Während ich die Gitarrenbegleitung spielte, gab ich jeweils am Ende einer Strophe die Anweisungen, ohne das Spiel zu unterbrechen. Wir führten das Lied dem Personal der B-Station vor, als dieses zum Abholen der TN kam. Dadurch konnte das Personal die Musiktherapie kennen lernen. Die Senioren spielen zu sehen und den dabei spürbaren Vitalitätsgewinn wahrzunehmen, war für die Altenpfleger neu und ungewöhnlich. Wir führten deshalb noch öfter die Stundenergebnisse dem Personal vor, um auch Veränderungen bei den TN, seien sie negativ oder positiv, aufzuzeigen, denn die TN haben dabei ein zusätzliches Erfolgserlebnis und fühlen sich als Einheit „Ensemble", wenn sie vor „Publikum" gemeinsam spielen, was ebenfalls ein guter Grund für dieses kleine Konzert ist. Es kommt von den TN manchmal auch als Reaktion auf die erlebten Stunden: „Dann können wir ja bald auftreten." oder „Das nächste Mal nehmen wir Eintritt." Dies zeigt einmal den Stolz über das eigene Musizieren und das homogene Gruppengefühl, welches durch das „wir" ausgedrückt wird. Eine Konkurrenz zwischen den TN habe ich in den ganzen Stunden nie erlebt.

1.7   Weiterer Entwicklungsverlauf der Therapiestunde

Die Gruppe traf sich mit relativ gleich bleibenden TN einmal in der Woche. Durch diese konstante Besetzung war es möglich, individuelle Entwicklungen zu sehen und auch zu unterstützen. Da mir die persönlichen Krankheitsbilder nicht zugänglich waren, musste ich mir selber ein Bild von der Krankheit machen. Die Art der Übungen ließ den Grad der Behinderungen deutlich werden, denn sie forderten Leistungen der Motorik, des Sprach- und Hörvermögens und der emotionalen und kreativen Eigenschaften der Patienten. Diese ganzheitliche Anforderung in der Musiktherapie an die TN gibt die Möglichkeit, Schwächen mit Stärken auszugleichen. So kann der motorisch gestörte Mensch vielleicht seine Kreativität in die Gruppe einbringen oder der sprachgestörte Patient mit einem spontanen Solo auf seinem Instrument das Geschehen bereichern. Nachdem mir die Patienten vertrauter waren, versuchte ich, die Stärke der Einzelnen für die Gruppe und den TN selbst zu nutzen und die Schwächen wiederum nicht zu deutlich werden zu lassen. Mein Ziel war es, die Möglichkeiten, die die TN hatten, sichtbar zu machen und darauf aufbauend weiter zu arbeiten. Gerade der alte Mensch ist sehr auf seine Unfähigkeit, Krankheit und Schwäche fixiert und ich habe erlebt, dass die Senioren oft miteinander darüber reden, wie krank sie sind und wie schlecht es ihnen geht. Deshalb war ich bemüht, nie über die Krankheit zu reden, sondern die positiven Leistungen der TN zu verstärken und bewusst zu machen. In den Musiktherapiestunden entstand eine Atmosphäre, die außerhalb des normalen Alltags der Patienten zu liegen schien.

1.8   Aufbau der Stunden

Mit der Gruppe der B-Station entwickelte sich dieses Schema, das zur Ausgangsbasis jeder Stundenplanung wurde.

1.8.1   Begrüßung / Instrumentenverteilung
1.8.2   Metrum / Rhythmische Improvisation
1.8.3   Themengebundene Gestaltung

1.8.1   Begrüßung

In dieser Phase ist die Möglichkeit zu persönlichen Gesprächen gegeben. Sie dient der Kontaktaufnahme zwischen TN und Leiter/Therapeut und als Eingewöhnung in die Situation. Bei der Instrumentenverteilung sollte der TN mitbestimmen können, welches Instrument er spielen möchte, wenn er dazu in der Lage ist. Neuen TN muss eine technische Einweisung gegeben werden, bevor das Musizieren beginnt.

1.8.2 Metrum / Rhythmische Improvisation

Das durchgehende, gleich bleibende Metrum ist Grundlage jeder musika-lisch-rhythmischen Ordnung und als Ausgangspunkt für Improvisationen, gerade mit alten Menschen, wichtige Grundlage. Es erfüllt dabei mehrere Funktionen. Als verbindendes Element hilft es, die Integration der Einzel-nen in die Gruppe schneller zu erreichen. Der für alle TN gleiche metri-sche Grundschlag versetzt sie in die gleiche Bewegung und musikalische Schwingung. Das einfache Spiel im gleichen Zeitmaß schafft eine klare Ausgangsbasis für alle weiteren Übungen. Es ist für alle TN nötig und auch meistens möglich, diesen Grundschlag spielen zu lernen. Dabei spielt die Tonskala zuerst einmal keine Rolle.

Diese rhythmisch betonte Phase dient als:
a) Aktivierung der Motorik und Sensorik;
b) Bindendes Element für die Gruppe;
c) Einschwingen der TN (Aufwärmphase);
d) Möglichkeit, den Leistungs- und Gesundheitszustand der TN
    zu erkennen;
e) Grundlage für gemeinsames Spiel.

Das Metrum bietet auch viele Variationsmöglichkeiten und kann leicht auf unterschiedlichste Weise verändert werden. Seine Einfachheit macht es dehnbar und flexibel und gibt außerdem jedem TN in der Improvisation die Möglichkeit, wieder zu ihm zurückzukehren, wenn die Situation es erfordert. Es dient als Ausgangspunkt für verschiedenste Übungen der elementaren Musikerziehung:

a) Kennenlernen und Spielen von musikalischen Gegensatzpaaren, z.B.:

hoch / tief	(hohe / tiefe Töne)
crescendo / decrescendo	(lauter / leiser werden)
forte / piano	(laut / leise)
ritardando / accelerendo	(langsamer / schneller werden)
staccato / legato	(Töne deutlich voneinander getrennt / Töne gebunden)
largo / furioso	(langsam, getragen / wild, stürmisch)

b) Kennenlernen von verschiedenen Tonskalen, z.B.:
Pentatonik   Zigeunermoll
Dur   Chromatik
Moll

c) Kennenlernen verschiedener Taktarten, z.B.:
4/4 ; 3/4 ; 2/4 ; 5/4

d) Üben von Rhythmen durch:
Akzentuierung   Halbierung
Verdoppelung   Variationen von diesen Elementen

1.8.3   Themengebundene Gestaltung

Die gestalterische Phase erscheint mir als therapeutisch am sinnvollsten. Hier macht die Gruppe einen Schritt aus der rein musikalischen Übungs- und Aufwärmphase zu einem kreativen, schöpferischen Gestaltungspro- zess. Dieser gibt die Möglichkeit zu persönlicher Mitwirkung der TN. Bei alten Menschen ist es sehr selten, dass sie schöpferisch aktiv werden und gerade deshalb so wichtig, sie dazu zu ermutigen. Diese gestalterische Phase dient als:

a) Gemeinsamer Weg in andere Stimmungswelten außerhalb der Heim- realität;
b) Möglichkeit sozialer Interaktion;
c) Ganzheitliche Aktivierung aller Sinne;
d) Entwicklungsmöglichkeit von Kreativität und Fantasie;
e) Entspannung, verstärkt durch die Klänge der Musik;
f) Praktische Anwendung der spielerischen Fähigkeiten der TN;
g) Verbindung von Bekanntem (nämlich dem Ausgangsthema) mit neuen, unbekannten Erlebniswelten (improvisierte Klänge);
h) Ich-Stärkung.

1.9   Planung der Stunde

In der Musiktherapie im *Eilenriedestift* bestand jede Stunde aus den beiden Themenkomplexen „Metrum" und „Gestaltung". Diese Elemente sollten möglichst flüssig ineinander übergehen, sodass in der freien Improvisation die vorher gelernten rhythmischen Elemente zum Tragen kommen. Um dies zu erreichen, bedurfte es einer sorgfältigen Planung. Für die TN ist es wichtig zu spüren, dass ich als Leiter genau weiß, was ich will. Dazu gehört es auch, die Aufgaben klar auszudrücken und dabei überzeugend zu wirken. Auch wenn ich unsicher war, versuchte ich dies der Gruppe nicht zu zeigen. Dazu gehörte eine gute Körperspannung und lautes und deutliches Sprechen. Bei den meist eher apathischen TN dieser Gruppe musste viel Antriebsenergie von mir kommen, um die TN zu aktivieren. Eine gute Planung vereinfacht diese Motivation, denn sie macht den Ablauf logisch und nachvollziehbar. Für die TN ist eine in sich geschlossene Einheit viel besser nachzuvollziehen oder zu empfinden, als eine bloße Anreihung von verschiedenen Übungen, die nicht im Zusammenhang stehen. Ich ging bei der Planung von einem Grundthema aus und versuchte dann Übungen zu finden, die mit dem Thema in Zusammenhang gebracht werden konnten. Dabei suchte ich Übungen, die abwechselnd spannende und entspannende Phasen hatten, um die alten Menschen aktiv und „wach" zu halten. Das bedeutet auch einen Wechsel zwischen freier Improvisation, vorgegebenem und gebundenem Spiel. Das Zusammenspiel zwischen feststehenden und freien Momenten sorgt erst für eine gelockerte Atmosphäre. Gerade bei desorientierten oder an Demenz erkrankten Patienten ist es unmöglich, nur freie Phasen oder nur festgelegte Musik spielen zu lassen. Zu viele freie Phasen fördern nur die Desorientiertheit. In diesem Fall sind Orientierungshilfen von großem Wert. Andererseits ist bei zu festgelegten Rhythmen, Ostinato oder Melodien die Anstrengung und Konzentrationsanforderung zu groß.

Für die Planung einer Stunde sollten folgende Elemente mit einbezogen werden:
1. Die Wahl eines Themas
2. Abwechslungsreiche Übungen mit Wechsel zwischen
   Spannung – Entspannung

Musik – Gesprächen
freien, atonalen – festgelegten, tonalen Phasen
Rhythmus – Melodik
Gruppenmusik – solistische Einlagen
3. Der Weg innerhalb des Themas vom bekannten, metrischen Spiel zum Endergebnis (als vorbereiteter Improvisation oder gesungenem und gespieltem Volkslied).
4. Neue, überraschende Elemente in die Stunde einbringen, z.B.: Mitbringen von Instrumenten, Klangobjekten oder Materialien aller Art.

1.10 Einfluss der Teilnehmer auf den Stundenverlauf

Es ist äußerst wichtig, den TN immer die Möglichkeit zu geben, die Stunde selbst mitzugestalten und eigene Ideen einzubringen. Diese Möglichkeit muss in der Planung immer eingeschlossen sein. Es ist schön, wenn es gelingt, die TN zu eigenen Vorschlägen zu bringen. Dazu gehört Flexibilität und Kooperationsbereitschaft von der Gruppe und dem Therapeuten. Gerade Musiktherapie ist so frei und unabhängig von Lernzielen und Planung, dass hier eine gute Möglichkeit besteht, die Gruppe entscheiden zu lassen. Für die TN ist es viel wertvoller, einmal selber die Leiterfunktion zu übernehmen, als immer nur Anweisungen des Therapeuten zu folgen.
Dies fiel den TN dieser Gruppe jedoch besonders schwer. Teilweise von Psychopharmaka, teilweise von ihrem Schwächezustand stark beeinträchtigt, gelang es mir nur selten, die Leiterfunktion ganz abzugeben. Gerade Senioren in einer Heimsituation sind es gewohnt, von Personal oder Ärzten geführt zu werden und nehmen viele Anweisungen willenlos an. Es schien mir deshalb wichtig, sie immer wieder direkt anzusprechen, um Fantasie, Eigeninitiative und Kreativität herauszufordern. In dieser Gruppe geschah Eigengestaltung fast nur im musikalischen, nonverbalen Bereich. So passierte es, dass eine TN plötzlich ein Volkslied auf ihrem Instrument spielte und die Gruppe begeisterte, oder eine andere TN, die eigentlich nur Linien auf eine Tafel zeichnen sollte, ein schönes Bild malte und dabei von der Gruppe improvisatorisch begleitet wurde.

Die Musik ist für diese Patienten ein gutes Medium, um selbst aktiv zu gestalten, besonders wenn durch eine Aphasie das Sprachvermögen eingeschränkt ist. Kommt es in einer Stunde zu einer derartigen Situation, ist ein Ziel erreicht: Förderung der Persönlichkeitsbildung und Eigeninitiative. Es ist selbstverständlich, dass die Stundenplanung in solchen Momenten völlig in den Hintergrund tritt und der Leiter versucht, auf die neue Situation positiv einzuwirken.

1.11   Soziale Integration jedes Teilnehmers

Für die Gruppendynamik jeder musizierenden Gruppe gibt es wichtige Prinzipien, die erst musikalische Aktivität zulassen. Jeder TN muss sich in das Gruppengeschehen einordnen können und die Gruppe muss jedem TN die Möglichkeit geben, sich selbst zu erfahren. Dazu gehört auch die Fähigkeit des Wartens, d.h. einem Gruppenmitglied den Raum zum alleinigen Spiel zu geben. Es ist genauso verletzend für einen TN, wenn er nicht zu „seinem" Solospiel kommt, wie für einen, der abrupt von der Gruppe oder einzelnen Mitgliedern bei seinem „Solo" unterbrochen wird. Ich habe in dieser Gruppe oft erlebt, dass in das Spiel eines anderen hineingespielt wurde, d.h. ein TN nicht die Geduld aufbringen konnte, auf einen anderen zu warten oder, im Extremfall, der Musizierende gar nicht dabei wahrgenommen wurde. In solchen Fällen musste ich auf das Spiel des TN besonders aufmerksam machen oder den störenden Spieler behutsam auf die Schlägel oder Hände fassen und ihn gleichzeitig bitten, noch etwas zu warten. Dem an Demenz leidenden alten Menschen wird es immer schwerer werden, je nach Fortschreiten der zerebralen Rückentwicklung, bestimmte Strukturen, Spielregeln oder Abmachungen einzuhalten, und ich musste erst lernen, dies als Symptom der Krankheit und nicht als Desinteresse an der Musiktherapie zu werten.

Es ist sehr wichtig, jedem Spieler die Möglichkeit des Solos zu geben, aber ich habe oft erlebt, dass TN darauf verzichtet haben, um die betreffende Spielphase nicht zu lang werden zu lassen. Manche TN der Gruppe hatten ein gutes Gefühl für die Spannung einer Übung, regulierten so die Dauer selbst und verzichteten. Ein anderer Grund der Weigerung „vorzuspielen" ist die Angst, allein zu spielen und so die Aufmerksamkeit der Gruppe auf sich fixiert zu spüren. Dieses im Vordergrund-Stehen ist eine gerade für Senioren schwierige Situation, besonders wenn der TN wenig Selbstvertrauen hat. Es ist aber möglich, mit dem alten Menschen zusammen diese Angst zu überwinden. In der Gruppe der B-Station trat dieses Problem nur einmal auf und konnte nach einigen Stunden beseitigt werden. Der Demenz-Patient hat damit in der Regel weit weniger Schwierigkeiten als der gesunde, alte Mensch.

Ein weiterer Grund für den Verzicht auf das Solospiel kann auch in dem Gesundheitszustand des Patienten liegen. Frau D. war einige Male sehr müde während der Stunde und wollte lieber zuhören. Bei ihr wäre es eine Überforderung gewesen, sie zum Spiel motivieren zu wollen. Es muss also unterschieden werden, ob Angst oder Schwäche der Grund für den Ausstieg aus einer Übung sind, denn beides erfordert ganz unterschiedliche Reaktionen.

Insgesamt kann ich zu der Gruppe sagen, dass jeder TN gut in den Kreis integriert wurde und dass eine schöne und Geborgenheit gebende Atmosphäre herrschte, die mir das Unterrichten sehr erleichterte. Es traten keine Konflikte zwischen den TN auf. Es herrschte eine Solidarität untereinander, die sicher auch in der gemeinsamen Unterbringung auf der Station begründet war.

1.12 Besondere Problemfelder bei einzelnen Teilnehmern

Es folgt eine Beschreibung von einzelnen TN der Gruppe. Die Krankheitsbilder und das persönliche Verhalten sind bei jedem TN sehr unterschiedlich. Es folgen drei exemplarische Fälle, die die große Breite des Problemfeldes „Musiktherapie mit Demenzpatienten" erkennbar machen sollen. Alle TN waren an seniler Demenz erkrankt. Es handelt sich dabei um eine „Intensivierung der physiologischen Hirnrückbildung mit einfachem progredienten langjährigen Verlauf. Es entstehen dabei Behinderungen, die in wechselnder Ausprägung und Mischung durch Persönlichkeitsabbau, amnestische Störungen, Intelligenzabbau, Hirnwerkzeugstörungen und episodische Durchgangssyndrome charakterisiert werden" (Bauer u.a. 1980, S. 66). (Amnestische

Störungen sind Merkstörungen, Desorientiertheit, flüchtige Wahnbildungen, die Gedächtnislücken ausfüllen). Es ist bemerkenswert, wie unterschiedlich diese Störungen bei einzelnen Patienten zum Tragen kamen und die Gruppe trotzdem homogen und geschlossen wirkte.

1.12.1 Frau K.

Frau K. war von Anfang an in einem desorientierten Zustand. Das äußerte sich schon in der Schwierigkeit, sich in die Gruppensituation im Gymnastikraum einzufinden. Im Verlauf der Stunde war es schwierig, ihr Anweisungen zu geben, da sie erst nach mehrmaligem Erklären die Aufgabe verstand. Es war notwendig, gesondert auf sie einzugehen. Verbale Interaktionen waren schwer durchzuführen, denn wenn sie sprach, beendete sie oft ihre Sätze nicht oder brachte Wörter durcheinander. Trotzdem war sie mitteilungsbedürftig und erzählte gern aus ihrer Vergangenheit. Es gelang mir durch Zuhören, eine Vertrauensbasis zu ihr zu schaffen. In allen nonverbalen Aktionen fand sie gute Ausdrucksmöglichkeiten. Ohne Hemmungen spielte sie motiviert in der freien Improvisation und begann sofort nach Erhalten der Schlägel zu spielen, musste dabei sogar manchmal unterbrochen werden. Auch bei Übungen, in denen zusätzlich zur Musik zeichnerische Elemente eingesetzt wurden, war sie sehr aktiv. Einmal zeichnete sie gleichzeitig zur Musik der anderen ein fantasievolles Bild, obwohl nur Linien gefordert waren. Im weiteren Verlauf der Gruppentherapie verschlimmerte sich die Demenz. Frau K. wurde immer weniger ansprechbar und war schlechter zu verstehen. Aufgrund ihres mangelnden Orientierungsvermögens fand sie nach der Stunde manchmal die Ausgangstür nicht mehr und es musste ihr dabei geholfen werden. Auch die Qualität der Improvisation ließ nach, oft spielte sie nur monoton auf einem Ton des Xylophons. Unter der Wirkung von sedierenden Psychopharmaka wurde sie langsamer und zog sich in sich zurück, sodass es manchmal schien, als ob sie schlafe. Leider war es dann nicht mehr möglich, Frau K. an der Musiktherapie teilnehmen zu lassen, denn ihre Apathie wurde zu einer Behinderung auch für die Gruppe. Zu diesem Zeitpunkt wäre eine Einzelmusiktherapie sinnvoll gewesen, die aber im *Eilenriedestift* nicht durchgeführt wird. Ihre positive Beziehung zur Musik wäre eine Möglichkeit gewesen, auch weiterhin mit ihr zu kommunizieren.

1.12.2 Frau D.

Die sechsundachtzigjährige Frau D. nahm lange Zeit regelmäßig an der Musiktherapie teil. Insofern war es mir möglich, ihre Entwicklung zu beobachten. Sie war immer dominant in der Gruppe und neigte dazu, direkt ihre Meinung zu äußern, was für die anderen oft sehr hart war. Bevor Frau D. in die B-Station kam, lebte sie sehr isoliert in ihrem Apartment innerhalb des Stifts. In der B-Station änderte sich ihr Verhalten durch die Integration in das Gruppenleben und bekam neue Vitalität und Energie. Die Aggressivität musste bei Frau D. mit einer hohen Dosis Psychopharmaka behandelt werden, die bei ihr zum Glück keinen Energieverlust erzeugte. Durch ihre Art von Humor und ihre skurrilen Ideen brachte sie Spaß und Abwechslung in die Gruppe. Sie liebte es z.B., bei angemessener Gelegenheit auf dem Nachbarinstrument zu spielen und den jeweiligen TN herauszufordern. Nachdem ich zu ihr eine gute Beziehung aufgebaut hatte, und sie auch die Improvisation als Musik akzeptiert hatte, machte sie mit Begeisterung mit. Auch scheute sie sich als Einzige nicht, ihre Stimme frei einzusetzen (z.B. beim Imitieren von Tierstimmen). Trotz ihres begrenzten Lernvermögens, hervorgerufen von Gedächtnisschwund, machte sie spieltechnische Fortschritte und wurde sicherer in Rhythmus und Metrum. Auch kleine Melodien auf dem Xylophon waren für sie spielbar geworden und ihre Fähigkeit spontan zu reagieren, übertrug sie mit viel Fantasie auf das Spiel mit den Instrumenten. Sie war durch ihren demenztypischen Infantilismus in einer kindlichen Erlebniswelt spielfreudig und weitgehend ungehemmt in der freien Improvisation. Auch auf andere TN konnte sie eingehen und gab manchen einfallsreichen Kommentar. Ihre durch Einsamkeit hervorgerufenen depressiven und aggressiven Zustände wurden durch das Gruppenleben auch in der Musiktherapie verändert und nahezu beseitigt. Hier zahlt sich das Konzept des *Eilenriedestifts* aus, alte Menschen durch verschiedenste Aktivitäten aktiv zu halten.

Ende Juni ließen bei Frau D. dann sehr schnell die Kräfte nach. Sie fühlte sich in der Stunde nicht mehr wohl und nickte manchmal für Minuten ein. Der körperliche Verfall ging nun sehr schnell voran und Mitte Juli verstarb Frau D. an Altersschwäche. Sie ist ein gutes Beispiel dafür, wie eine Frau im hohen Alter noch Zugang zur Musik finden kann und dort entwicklungsfähig ist. Für alte Menschen mit Spaß am Spielen und Musizieren ist die aktive Gruppenmusiktherapie eine ideale Möglichkeit, geistig „wach" zu bleiben und Kreativität zu entwickeln. Frau D.'s überraschend schneller Tod zeigte mir, wie nahe jeder alte Mensch am Lebensende steht. Ihnen eine Möglichkeit zu geben, ohne Leistungsdruck und Angst noch einmal aktiv zu werden, ist eine Herausforderung und motivierte mich, diese Gruppe mit Einsatz weiterzuführen. Bei Frau D. ist dies sicherlich gelungen und sie fehlte in der Gruppe als dominantes und Impuls gebendes Mitglied sehr.

1.12.3 Frau B.

Frau B. war die einzige TN, die früher ein Instrument (Klavier) gespielt hatte, also musikalisch vorgebildet war. Seitdem die Demenz bei ihr fortgeschritten war, war sie nicht mehr in der Lage zu musizieren, denn sie bekam Deformierungen an Händen und Füßen. Der zerebrale Abbau machte auch bei ihr den Einsatz von Psychopharmaka nötig, um Aggressionen gegen andere einzudämmen, zu denen sie sich sonst hätte hinreißen lassen. Die Rückführung in ihr Apartment brachte dann große Probleme mit sich. Das Abholen nach Ende der Stunde verlief nun meist nicht pünktlich, was durch mangelnde Organisation des Personals ihres Apartmenthauses begründet war. Da Frau B. aber absolute Pünktlichkeit verlangte und nicht warten konnte, geriet sie regelmäßig außer sich. Obwohl ihr die Musiktherapie viel Spaß machte, weigerte sie sich, unter diesen Umständen wiederzukommen. Der Ärger nach der Stunde negativierte die positive Wirkung der Therapie und brachte Frau B. zu der endgültigen Absage.

Für Frau B. war die Musik schon immer ein schönes Erlebnisfeld. In der Musiktherapie konnte sie wieder musikalisch aktiv werden und überraschte, aufwachend aus ihrer sonstigen Lethargie, mit komplizierten Rhythmen und Melodien, die meist genau der Aufgabenstellung entsprachen. Sie hatte eine sehr aufrechte Körperhaltung und stellte dadurch auch optisch einen Unterschied zu den anderen dar. Ihre Musikalität bereicherte die Gruppe, die sonst nicht vorgebildet war. Obwohl sie eine Außenseiterrolle hatte, wurde sie akzeptiert und integriert. Das Warten auf andere TN innerhalb einer Übung machte ihr, im Gegensatz zum Ärger nach der Stunde, überhaupt keine Schwierigkeiten. Das Verständnis des musikalischen Geschehens innerhalb einer Übung brachte sie zu Geduld und Ruhe, bis ihr Einsatz kam. In ihren Beiträgen hob sie ihre äußerliche Teilnahmslosigkeit auf und auch nach der Stunde bedankte sie sich für das schöne Erlebnis in der Musiktherapie sehr emotional.

1.13 Besondere Problemfelder in der Gruppe

1.13.1 Musikalität – Selbsteinschätzung der Teilnehmer

Ein für fast alle TN großes Problem ist der mangelnde Zugang zur eigenen Musikalität in der Vergangenheit. Der leistungsbezogene Musikunterricht, den die alten Menschen in ihrer Kindheit und Jugend meist erlebt hatten, führte bei vielen zu der Überzeugung, unmusikalisch zu sein, sei es aus mangelnden sängerischen Fähigkeiten, rhythmischer Unsicherheit oder einfach wegen Desinteresse am Musikunterricht. Vielen wurde aus solchen Gründen von Lehrern, Eltern oder Musikerziehern das Gefühl vermittelt, sie seien unmusikalisch und sollten sich lieber von der Musik fern halten. So wurde der freie, aktive Zugang zur Musik verhindert. Die „Bescheinigung" unmusikalisch zu sein, tragen viele Menschen durch ihr ganzes Leben bis ins hohe Alter hinein. Dies macht es unwahrscheinlich, dass man Vertrauen zur eigenen musikalisch-kreativen Fähigkeit bekommt und vielleicht doch noch einmal versucht, ein Instrument spielen zu lernen. Die Musikerlebnisse bleiben rezeptiv und beschränken sich aufs Zuhören. Die Abwertung zum „unmusikalischen" Menschen kann sehr tiefe Ängste erzeugen, die ihn beim Angebot, Musik zu machen, hindern, auf dieses einzugehen. In der aktiven Musiktherapie hatte ich auch einige TN, die schon vor dem ersten eigenen Spiel sagten, sie könnten nicht, sie seien unmusikalisch. Bei den Demenzpatienten in dieser Gruppe entstand deshalb manchmal ein Konflikt zwischen der ihnen eigenen infantilen Spielfreudigkeit und der in ihrer Sozialisation erworbenen Angst, Musik zu machen. Ich versuchte der Gruppe und jedem neu hinzugekommenen TN zu vermitteln, dass sie nicht unmusikalisch bzw. durchaus in der Lage seien, aktiv zu musizieren. Immer wieder bestätigte ich der Gruppe, wie musikalisch die gespielten Klänge sind und machte auf Melodien und Klangfolgen aufmerksam, die bei der Improvisation entstanden. Ausgehend vom Metrum versuchte ich, die Zweifel an der eigenen Kompetenz überhaupt ein Instrument spielen zu „dürfen", durch Bewusstmachen der jedem innewohnenden Musikalität aufzulösen. Rhythmische Vorgänge gibt es als natürlichen Lebensantrieb im Körper jedes Menschen. Herzschlag, Lidschlag und Atem unterliegen einem Körperrhythmus genauso wie die motorischen Abläufe z.B. beim Gehen, Laufen oder anderen Bewegungen. Dies wurde von jedem TN verstanden. Durch Übertragen von rhythmischen Bewegungen auf das Instrument kommen zum Metrum Elemente wie Melodik, Harmonik und dynamische Klangunterschiede dazu und lassen Musik entstehen. Dieser von den TN aktiv miterlebte Prozess half, den Mut zum Musizieren zu verstärken. Jeder TN musste lernen, das Spiel auf dem Instrument als Musik zu akzeptieren; war dies geschehen, entstand Selbstbewusstsein und Motivation, weiter zu improvisieren. Das Erlebnis, selbst Klänge zu erzeugen und das noch im hohen Alter, war für die TN beglückend und befreiend. Wenn als Ergebnis am Schluss der Stunde ein selbst gestaltetes Stück gespielt wurde, das Personal der Station zuhörte und positive Kritik äußerte, verstärkte sich bei den alten Menschen das Selbstbewusstsein und das Vertrauen in das eigene kreative Potenzial. Die Unsicherheit über die Qualität der musikalischen Ergebnisse konnte jedoch nie ganz abgebaut werden.

1.13.2 Umgang mit persönlichen Problemen der Teilnehmer

In dieser Gruppe war es nicht möglich, verbal auf die seelischen Probleme Einzelner einzugehen. Durch die zerebrale Rückbildung und die Psychopharmaka waren die TN nicht in der Lage, länger jemandem zuzuhören. Alle TN wollten immer am Geschehen beteiligt sein und wurden andernfalls unruhig. Besonders Frau St. und Frau K. konnten aufgrund von Schwerhörigkeit, Verwirrtheit und Unkonzentriertheit selten Gesprächen folgen und spielten dann einfach auf den Instrumenten dazwischen. So legte ich den Schwerpunkt auf die nonverbale Kommunikation. In Übungen, in denen Stimmungen und persönliche Gefühle musikalisch dargestellt werden sollten, gab es dann überraschend gute Beiträge Einzelner, die von den anderen TN nicht unterbrochen wurden. So wurde es Ziel der Stundenplanung, den TN auch Möglichkeiten zu bieten, über die Improvisation Emotionen auszudrücken. Der Schwerpunkt blieb jedoch immer beim spannenden Geschehen mit viel Musik, schöpferischen Prozessen, Experimenten mit Klängen und Rhythmen. Dies sollte die meist stark in der Vergangenheit lebenden Patienten mit der Gegenwart konfrontieren. Der kurzlebige Klang muss ständig von den Musizierenden neu erzeugt werden und bringt sie immer wieder in das „Hier und Jetzt", denn beim Unterbrechen des Spiels entsteht Leere, die wieder neu ausgefüllt werden will. Die Musiktherapie kann so Monotonie, Passivität und Langeweile verhindern, durch die der alte Mensch oft beeinträchtigt wird. Wenn der TN Dauer, Stärke und Charakter der Musik durch eigenes Spielen beeinflussen kann, wie z.B. in der Improvisation, hat er einen Ersatz für verbale Kommunikation, denn er kann sich so durch ein anderes Mittel in die Gruppe einbringen.

1.14 Zusammenfassung

In den Musiktherapiestunden wurden mir die TN immer vertrauter. Durch das gemeinsame Musizieren hatte ich eine gute Möglichkeit, bestimmte Eigenschaften und persönliche Eigenarten kennen zu lernen. Das reichte von der Einschätzung des jeweiligen Temperaments, Durchsetzungsvermögens, Toleranzgefühls, der kreativen Stärke und Fantasie bis zu kleinen persönlichen Eigenarten wie bestimmten Handbewegungen oder mimischen Gesten. Diese wachsende Vertrautheit, noch begünstigt durch die geringe Anzahl der TN (fünf bis sieben), half mir, die Stunden besser zu planen. Ich lernte außerdem, mich auch von den TN führen zu lassen. Es war wichtig, mit ihnen zusammen die Stunden zu gestalten und nicht nur zu führen. Wird eine an sich geeignete Aufgabe im falschen Moment gestellt, kann dies für alle Beteiligten unbequem werden und die freie Atmosphäre in eine unfreie verändern.

Den Anspruch, den TN eventuell Noten beizubringen, Lieder einzustudieren oder leichte Orff'sche Stücke spielen zu lassen, musste ich aufgeben. Die TN wollten Spaß haben und keine anstrengenden Lernstunden. Freiheit und Freude in der musikalischen Improvisation auszuleben war für sie viel wichtiger. Dies ermutigte mich dazu, selber kreativ zu werden und immer wieder neue Themen zu suchen, die eine Stunde ausfüllen konnten. Da diese alten Menschen eine beinahe kindliche Erlebniswelt hatten und sich besonders für spielerische Phasen begeisterten, konnte ich auch Anregungen von Lilli Friedemanns Improvisationsspielen übernehmen und etwas verändert mit den Alten durchführen (Lilli Friedemann, Kinder spielen mit Klängen und Tönen, 1971).

Das Unterrichten kostete oft viel Energie, da ich die alten Menschen immer wieder neu aktivieren musste, um sie aus ihrer Lethargie zu wecken. Ebenfalls strengte das laute, deutliche Sprechen sehr an. Trotzdem machte die Arbeit mit dieser Gruppe sehr viel Freude, und ich glaube in keinem Bereich der Gruppenarbeit erhält der Leiter so viel Zuwendung und Bestätigung wie in der Arbeit mit alten Menschen. Diese Gruppe, die nur aus Frauen bestand, was zufällig an der speziellen Situation in der B-Station lag, war dankbar, dass ein „junger Mann" mit ihnen etwas machte, auf sie einging, dies wurde mir auch immer wieder deutlich gezeigt. Die Rücksprache mit dem Personal der B-Station und den teilnehmenden Krankengymnastinnen bestätigte mir ebenfalls die positive Wirkung der aktiven Musiktherapie und deren Zweckmäßigkeit innerhalb des Therapieprogramms der B-Station.

Bildanhang

(Bild 1)
Hier ist die Konzentration der TN während einer Aussage gut zu sehen. Die Schlägel sind schon in Ausgangsstellung und können demnächst eingesetzt werden.

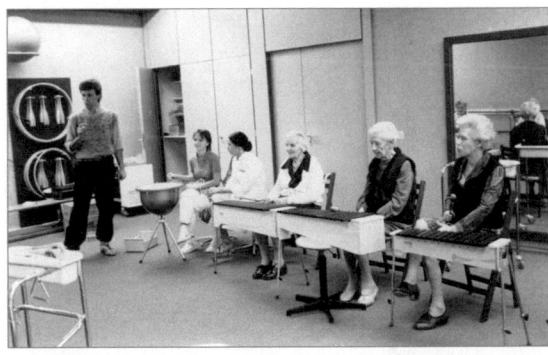

(Bild 2)
Man sieht bei diesen TN die unterschiedlichsten Einstellungen zur Improvisation. Während die Frau rechts schon mit Hingabe spielt, ist ihre Nachbarin noch in abwartender Position und lässt den Schlägel unbenutzt auf der Kesselpauke liegen.

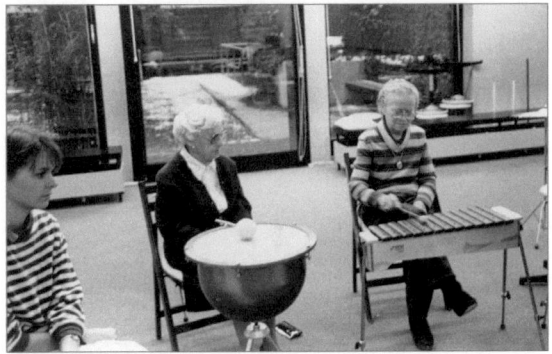

(Bild 3)
Die improvisierten Klänge der Gruppe sollen grafisch dargestellt werden. Eine TN beginnt und malt fantasievolle Formen.

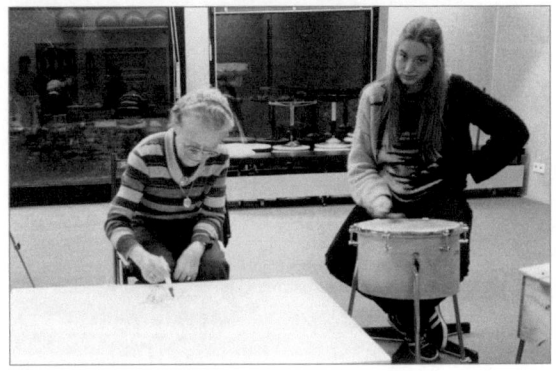

Musiktherapie mit Senioren

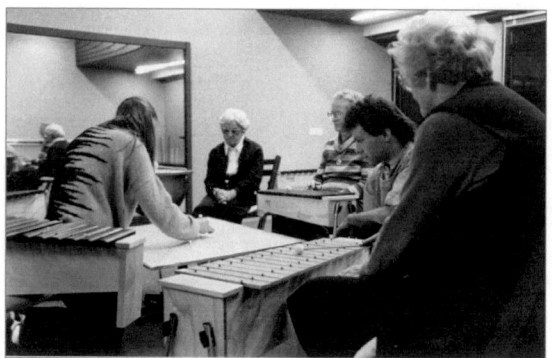

(Bild 4)
Eine Hospitantin setzt das Ma-
len fort und erarbeitet das Bild
der ersten TN, die dazu wieder
am Xylophon begleitet.

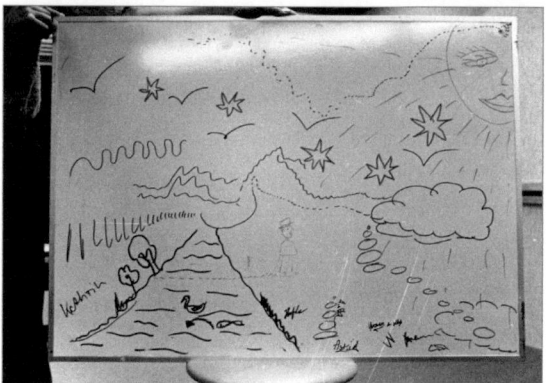

(Bild 5)
Das fertige Bild wird von der
gesamten Gruppe signiert,
nachdem es mit Freude be-
trachtet worden ist.

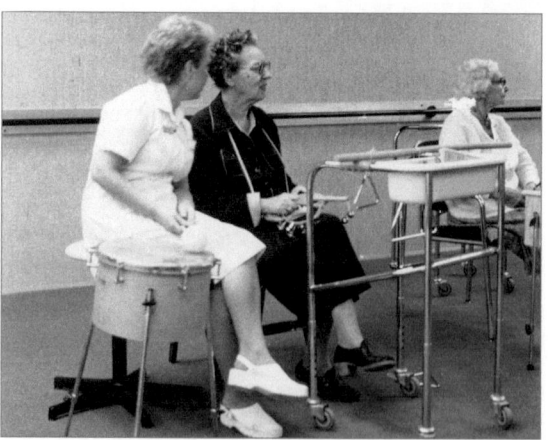

(Bild 6)
Dicht neben einer TN sitzt eine
Altenpflegerin, um ihr die Anweisungen noch einmal wiederholen zu können.

Musiktherapie mit Senioren

(Bild 7)
Daraufhin werden mit dem Einsatz von Metallinstrumenten (Glocken, Triangel, Metallophon, Glockenspiel, Hängendes Becken) „schwebende" Klänge erzeugt, die fliegende Vögel darstellen sollen.

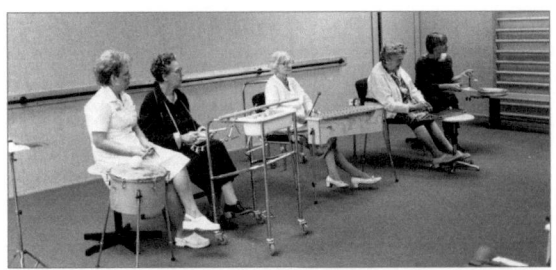

(Bild 8)
Auf der großen Tischtrommel wird die Klaviermusik des Therapeuten rhythmisch begleitet.

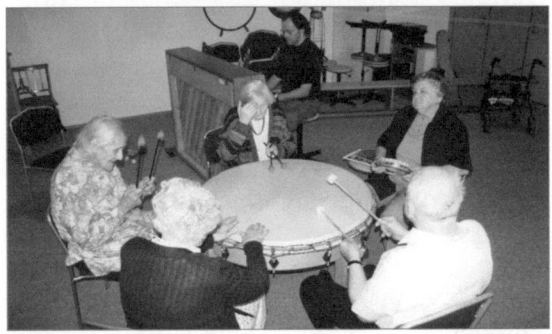

(Bild 9)
Ein TN nimmt die starken Vibrationen des Trommelfells mit leicht aufgelegten Fingern wahr, während die anderen TN drauf spielen.

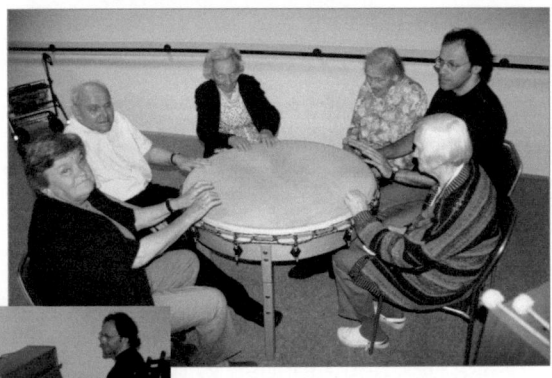

(Bild 10)
Während die Gruppe mit Schlägeln auf der Tischtrommel spielt, übernehmen und unterstützen eine Co-Therapeutin auf dem Tambourine und der Musiktherapeut auf dem Klavier die Rhythmen der Gruppe.

2 Material für die aktive Musiktherapie mit Senioren

Diese Improvisationsthemen und -spiele haben sich in meiner Arbeit mit alten Menschen gut bewährt. Sie sollen einen Eindruck von den vielen Möglichkeiten, die es in der Wahl von Übungen gibt, vermitteln. Sie sind teilweise während der Stunden mit Hilfe der TN entstanden oder von bekannten Spielformen abgeleitet. Da es sich anbietet, am Ende einer Stunde ein bekanntes Lied zu singen, stehen am Schluss mancher Übungen Vorschläge dazu.

Es müssen für die Durchführung der Übungen Orff'sche- und Percussionsinstrumente vorhanden sein. Im Notfall können auch selbst gebaute Instrumente oder andere Klangobjekte benutzt werden. Die Teilnehmerzahl sollte bei sechs bis maximal zehn liegen, um den Klang der Gruppe transparent zu halten und Kommunikation und intensives Eingehen auf Einzelne möglich zu machen. Außerdem sollte die Möglichkeit zu grafischer Darstellung vorhanden sein (Tafel, Zeichenbrett, großes Blatt Papier), um besonders längere Abläufe skizzieren zu können. Die Übungen sollen helfen, Anregungen zur Improvisation zu geben.

2.1 Improvisationsthemen für Senioren

2.1.1 Wind und Wetter

Die TN sitzen im Viereck. Je eine Front stellt eine Himmelsrichtung dar. Nun werden jeder der vier entstandenen Kleingruppen bestimmte Charakteristika des betreffenden Windes zugeordnet.

Wind	Qualität	mögl. Instrumentierung
Südwind	warm	Xylophon, Gatodrum
Nordwind	kalt	Triangel, Glockenspiel
Ostwind	kräftig	Trommel, Schellenring, Pauke
Westwind	weich, zart	Flöte, Metallophon, Handtrommel (mit Fingerspitzen spielen)

Jetzt wird mit jeder Gruppe deren spezielle „Windmusik" erarbeitet. Mit dieser kann auf vielfältige Art improvisiert werden, z.B.:

a) Die Winde spielen abwechselnd einander zu (hin und her, über Kreuz, im Kreis).

b) Die Winde spielen zusammen, in unterschiedlichem Tempo und Dynamik, um verschiedene Windstärken akustisch darzustellen. Dabei kann die Skala 1-12 benutzt werden oder unterschiedliche Windformen werden von den TN angesagt (Sturm, Windstille, etc.).

c) L oder ein TN malt eine Wetterkarte auf eine Tafel und die Gruppe begleitet parallel dazu. Es kann mit den Elementen „Hoch" und „Tief" in Korrespondenz zu hohen und tiefen Tönen improvisiert werden. Auch die Windrichtungen können von der betreffenden Gruppe gespielt werden.

Beispiel einer musikalischen Wetterkarte

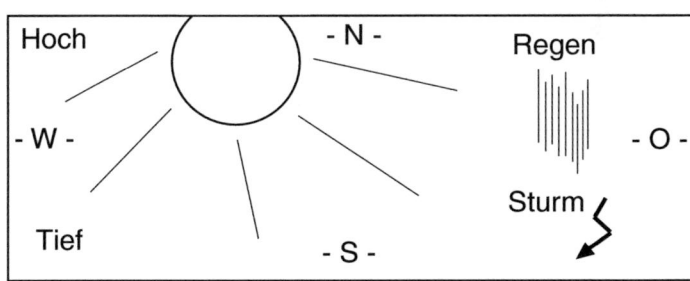

Liedbeispiele: „Es regnet", „Die güldene Sonne", „Laue Lüfte"

2.1.2 Die Eisenbahnfahrt

Instrumente: kleines Schlagwerk – Stabspiele

a) Mit dem Schlagwerk wird der Rhythmus einer Lokomotive erarbeitet. Ausgehend vom Metrum können unterschiedliche Tempi und das Anhalten der Lokomotive gespielt werden. Es bietet sich ein 4/4 Takt mit Betonung auf Zählzeit 1 und 3 an.

b) Mit den TN wird besprochen, was man bei einer Zugfahrt alles sehen kann. Auch frühere Erfahrungen können ausgetauscht werden. Die einzelnen Elemente werden gesammelt und musikalisch dargestellt.

Dazu werden auch die Stabspiele eingesetzt, z.B.:

Stadt   – rhythmisch, „viel Lärm"
Dorf   – weichere Klänge, Melodien
Fluss   – wellenförmige Klänge
Wald und Wiese – Cluster, einzelne lang klingende Töne

c) Jetzt wird in Rondoform die ganze Fahrt durchgespielt. Abwechselnd folgen die rhythmischen Klänge der Lokomotive und die „melodiösen" Landschaftsbilder, z. B.:

A - B - A - C - A - D - A - B
Lokomotive Stadt   Land   Fluss   Stadt

Der Ablauf kann zur Verdeutlichung auch symbolisch auf der Tafel dargestellt werden.

Liedhinweise: „Auf de' schwäbsche Eisenbahne", „Hoch auf dem gelben Wagen"

2.1.3   Das Geisterschloss

Als Thema einer Klanggeschichte werden die Erlebnisse eines Wanderers dargestellt, der sich im Wald verlaufen hat.

Bild	musikalisches Mittel	Instrument
Ein Wanderer geht durch den Wald.	Viertel, Schritt-Tempo	Handtrommel
Er wird müde.	Ritardando	Handtrommel
Er findet ein Schloss und öffnet die Tür.	„Vibrato"	Guero
Er legt sich schlafen.	Wischen mit Fingerspitzen im Atemrhythmus	Handtrommel
Da fängt es an zu spuken:	„Vibrato"	
Eine Tür springt auf,		Guero
Kanonenkugeln rollen die Treppe hinunter.	Viertel mit Accelerando	Trommel
Eine Rüstung fängt an sich zu bewegen,	schnelle Sechzehntel	Schellenring
Fenster klappen auf und zu.	Akzente, ametrisch	Peitsche
		Holzbock
Ein Skelett tanzt im Raum	tänzerische Melodien mit Glissandi	Xylophon
Der Wanderer schreit auf	Schreckensruf	Stimme
und läuft hinaus.	schnelle Viertel	Handtrommel

Liedhinweise: „Das Wandern ist ..." u.a. Wanderlieder

Der Ablauf kann auf der Tafel symbolisch festgehalten werden. Nach der musikalischen Festlegung der Elemente kann ein TN oder L die Rolle des Erzählers übernehmen.

2.1.4 Der Zoobesuch

a) Jeder TN malt sein Lieblingstier auf ein Blatt Papier. Das Blatt wird vor ihm hingelegt.

b) Gemeinsam werden passende Instrumente ausgesucht.

c) L geht herum. Jedes „Tier" stellt sich musikalisch vor.

d) Lied in Rondoform singen und rhythmisch begleiten:

Text: Heute gehn wir in den Zoo, ja, da sind wir alle froh, und dann bleiben wir hier stehn, um die xxx zu sehn.

Bei xxx wird nacheinander jedes „Tier" eingesetzt, das in der nächsten Strophe ein Solo spielt (Solo-Tutti). Dabei ist eine Begleitung auf Gitarre oder Klavier sehr hilfreich für den Improvisierenden.

Liedhinweise: „Elefant, Elefant ist uns allen wohl bekannt" (volkstüml.) „Der Elefant, grau wie Stein" (Keller)

2.1.5 Die vier Jahreszeiten

In vier Abschnitten werden die Jahreszeiten gemeinsam erarbeitet. Zum Schluss folgt eine komplette Aufführung.

Instrumentationsvorschläge:

a) Winter – Metallinstrumente spielen Cluster, lang klingende Töne (Kälte)
b) Frühling – Trommeln, Xylophon, Becken spielen Crescendi, leichte Melodien auf der Flöte (Wachsen)
c) Sommer – Rhythmische Musik mit dem Kleinschlagwerk (Trubel, Heiterkeit)
d) Herbst – Decrescendi, Trommeln, dann Spielen eines Herbststurmes mit allen Instrumenten

Liedhinweis: „Winter ade", „Der Mai ist gekommen" etc.

2.1.6 Die vier Elemente

a) Die TN nennen ihr Sternzeichen und das jeweilige Element (z.B. Löwe – Feuer). Dann werden die TN je nach „ihrem" Element in Kleingruppen aufgeteilt. Dabei muss evtl. umstrukturiert werden, falls nicht alle Elemente vorkommen, um vier Gruppen zu erhalten.

b) Jede Gruppe wählt Instrumente aus und übt ihre spezielle Musik ein.
Luft – lang klingend
Wasser – wellenförmig
Feuer – wechselnde Dynamik
Erde – dumpfe Klänge

c) Nun kann auf unterschiedlichste Art improvisiert werden (s.a. 2.1.1).

d) Zusätzlich kann mit farbiger Kreide auf der Tafel von einem TN oder L gemalt werden. Je nach Farbwahl, spielt die vorher zugeordnete Gruppe dazu in ihrem Charakter.

Farbwahl: Wasser – Blau
Feuer – Rot
Erde – Grün
Luft – Gelb

2.1.7 Die Bergbesteigung

a) An- und Absteigen werden, motiviert durch das Bild einer Bergbe-
    steigung, musikalisch dargestellt. Variiert werden kann in Tonhöhe,
    Lautstärke und Tempo
    Instrumente: Stabspiele

b) L malt ein Bergpanorama an die Tafel. Mit dem Finger zeigt er dann
    den Weg an; dabei folgen die TN mit den Instrumenten, indem sie in
    verabredeter Weise dazu spielen (s.o.). Das Tempo kann variiert wer-
    den.

c) Die Geschichte einer Bergbestei-
    gung mit den Erlebnissen des
    Wanderers wird gemeinsam ent-
    wickelt. Dann wird das Gesche-
    hen musikalisch interpretiert und
    auf Instrumenten nachgespielt
    (Sturm, Sonne, Freudentanz am
    Gipfel, Absturz etc.).

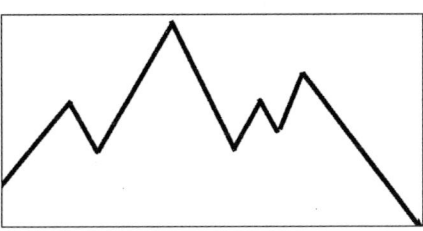

2.1.8 Die Schiffsreise

Eine gemeinsame Schiffsreise wird musikalisch dargestellt.
Instrumente: Stabspiele / Schlagwerk

a) Alle Reisenden an Bord – Viertel im Schritt-Tempo
b) Motor des Schiffs läuft an – rhythmisches Ostinato
c) Unterschiedliches Wetter auf See – Crescendi-Decrescendi (Sturm,
    Windstille, Wellen) in unterschiedlicher Dynamik
d) Jeder TN kann einmal ein „Wetter" aussuchen und es sich von der
    Gruppe vorspielen lassen.

Liedhinweis: „Ein kleiner Matrose", „Hamborger Veermester", „Wir lieben
             die Stürme"

2.1.9 Der kranke König (nach Lilli Friedemann, 1983)

Ein TN spielt den König. Er ist krank und spielt „traurige Weisen" auf seinem Instrument. Es kommen viele Ärzte (andere TN), um ihn mit Musik zu heilen. Jeder spielt ihm etwas vor. Die Musik, die dem König am meisten zusagt, heilt ihn. Er zeigt dies durch bewegteres Spiel auch musikalisch an. Jeder TN kann einmal den König spielen.

Anmerkung:
Dieses Spiel betrifft direkt die Situation der Musiktherapie. Es kann eine Diskussion über die jeweiligen Krankheiten der Mitspieler oder über die empfundene Wirkung des „heilenden Spiels" der anderen TN anregen.

Liedhinweis: „Es waren zwei Königskinder", „Der König von Thule"

2.1.10 Die Weltreise

Mit der Gruppe wird eine musikalische Reise durchgeführt. Die TN können zuerst über ihre eigenen Reiseerlebnisse berichten. L sollte zu jedem Kontinent ein Lied vorbereitet haben. Abwechselnd kann nun ein Lied gesungen und dann frei improvisiert werden.

Zum Beispiel:

Russland –	Kalinka	Improvisationselemente: Klatschen rhythm. Darstellen eines Kosakentanzes (Trommeln, Schellen)
China –	Stabspiele	Drei Chinesen mit dem Kontrabass (pentatonische Improvisation), Triangeln, Glocken
Amerika –	I came from Alabama	Xylophon, Gato Drum, Trommeln (evtl. Galopprhythmus)

2.1.11 Metamorphose

a) Mit der Gruppe wird die Verwandlung der Raupe zum Schmetterling besprochen und an der Tafel skizziert.

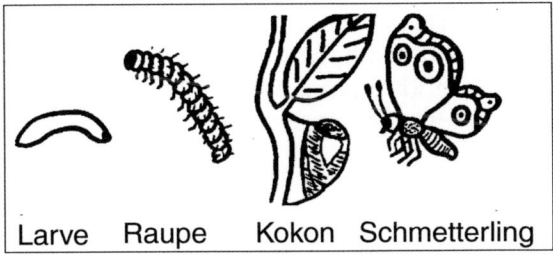

Larve Raupe Kokon Schmetterling

Die einzelnen Wachstumsphasen werden nun musikalisch dargestellt.

Zustand	musikalische Mittel	Instrumentierung
Larve	leise, bedächtige Klänge, die wie ein sich ab und zu bewegendes Lebewesen eingesetzt werden	Trommeln arhythmisch impulshaft
Raupe	durchgehendes Metrum, langsam, bedächtig	Xylophon, Klangstäbe, Besen auf Fellinstrumenten, Guero
Kokon	pianissimo, decrescendo, diminuendo	Holzinstrument: Gato Drum, Holzblocktrommeln, Xylophone
Schmetterling	Ausschlüpfen, Entfalten, Fliegen; wenige Töne langsam steigern bis zu fließenden Klängen	Metallophon Triangel, Becken Glockenspiel

2.2 Improvisationsspiele für Senioren

2.2.1 Die Regenwolke (Lilli Friedemann, 1983, S. 13)

Die TN sitzen mit unterschiedlichen Instrumenten im Kreis. L geht mit hochgehaltenem Hängebecken an den TN vorbei. Er stellt eine Regenwolke dar, indem er mit weichen Schlägen auf dem Becken spielt. Der TN, vor dem der L steht, spielt den Regen auf seinem Instrument. Geht L weiter, wechselt entsprechend der „Regen"-Spieler.

2.2.2 Frage und Antwort

L geht mit Handtrommel zu den sitzenden TN. Er spielt je einem TN einen kurzen Rhythmus vor und der TN antwortet auf derselben, ihm hingehaltenen Handtrommel mit einem eigenen Rhythmus. Daraus kann sich ein Gespräch ergeben. Jeder TN sollte einmal „angesprochen" werden.

2.2.3 Holz / Metall

Nach Ansage von L oder einem TN spielen nur die Holz- oder Metallinstrumente eine kleine, freie Improvisation. Jeder TN darf einmal einen Klangwunsch äußern und die jeweilige Kleingruppe spielt für ihn.

2.2.4 Gespräch auf der Straße

Ausgehend von der Vorstellung, man träfe einen Bekannten auf der Straße, wird ein musikalisches Gespräch zwischen je zwei TN entwickelt. Jeder hat ein Gespräch mit dem benachbarten TN. Wenn die Reihenfolge im Kreis in gleicher Richtung abläuft, kommt irgendwann wieder der erste TN dran. Die Dauer der Unterhaltung kann von den TN selbst bestimmt werden. Es soll dabei möglichst auch zum Ausdruck kommen, welche Beziehung zwischen den „Bekannten" vorhanden ist!

2.2.5 Das Radio

a) Die Gruppe spielt gemeinsam als „Rundfunkorchester" in freier Improvisation. Durch Benutzen eines akustischen Schalters, der im Kreis herumgegeben werden kann, begrenzt jeder TN jeweils einmal die Länge der Improvisation (als Schalter: Glocke, Triangel, Handtrommel).

b) Zusätzlich kann der „schaltende" TN auch spezielle Musikwünsche äußern (z.B. Tanzmusik, Trauermarsch usw.). Die Gruppe versucht, das Gewünschte musikalisch, rhythmisch darzustellen.

2.2.6   Der springende Ball

L prellt einen Ball vor der Gruppe. Die Gruppe übernimmt den Rhythmus auf ihren Instrumenten und begleitet. Die Aufgabe kann nun beliebig fortgeführt werden:

Zum Beispiel:
a)   Tempo des Prellens wird variiert;
b)   Ball kann fallen gelassen werden und wird bis zum Ausrollen begleitet;
c)   Ein TN prellt den Ball.

2.2.7   Stille Post

a)   Die Gruppe sitzt im Kreis:
     Ein TN beginnt mit einem kleinen rhythmischen Motiv und der Reihe nach wiederholt es die Gruppe, bis es wieder am Ausgangspunkt angekommen ist.

b)   Die Gruppe sitzt in Gassenform:
     Ein TN beginnt und das Motiv läuft in Zickzack-Kurs hin und her oder nacheinander die Reihen entlang.

2.3   Übungen für die therapeutische Arbeit mit Trommeln

Besonders für Patienten mit eingeschränkten Sprachvermögen ist das gemeinsame Trommeln in der Gruppe ein intensives und anregendes Erlebnis. Empfehlenswert sind hier Pauken, die vor den Patienten stehen können und die mit zwei Schlägeln, aber auch mit den Händen, gespielt werden können.

Für das Spielen mit den Händen muss der Rand abgerundet sein! Ist eine große Pauke oder eine Tischtrommel vorhanden, können auch mehrere TN gemeinsam auf einer Trommel spielen. Da die Schwingungen des

Trommelspiels intensiv mit dem ganzen Körper gespürt werden, werden so auch TN zum aktiven Musizieren angeregt, die sonst (z.B. durch Singen) kaum aktiviert werden können. Hemiplegiker können beim Trommeln die gelähmte Hand auf das Trommelfell legen, um sie anzuregen und mit einzubeziehen.

Aber Vorsicht: Das Trommeln kann unter Umständen für manche auch anstrengend oder sogar unangenehm werden, deshalb sollte die Zusammensetzung einer Trommelgruppe genau geprüft werden. Auch die Tagesform ist hier zu berücksichtigen!

Folgende Übungen sollen beispielhaft die Möglichkeiten der Trommelarbeit darstellen.

2.3.1 Trommelrunde

Ein TN beginnt, auf seiner Trommel zu trommeln. Nach und nach kommen die anderen dazu und spielen in ihrem eigenen Rhythmus und im eigenen Tempo mit. Nun wird versucht, sich auf ein Tempo zu einigen, sodass ein rhythmisches Zusammenspiel entstehen kann.

2.3.2 Imitation

Der Therapeut spielt einen Rhythmus vor, den die anderen TN übernehmen können. Dann spielt ein TN einen eigenen Rhythmus und die Gruppe versucht nachzuspielen. Jeder TN soll dann die Möglichkeit haben, einen Rhythmus vorzugeben.

2.3.3 Überlagerung

Jeder TN spielt seinen eigenen Rhythmus. Es sollte aber versucht werden, das Grundmetrum zu berücksichtigen und darin eingebunden, freie Rhythmen zu suchen.

2.3.4 Freies Trommeln

Jeder TN trommelt für sich. Dabei kann ein rhythmisches Zusammenspiel genauso entstehen wie polymetrische Überlagerungen. Nach dem Trommeln sollte reflektiert werden, wie sich die TN erlebt haben, und ob und wie sie das Spiel der anderen wahrgenommen haben.

2.3.5 Trommeln zu Liedern

Zunächst wird ein Takt angestimmt, z. B. ein Drei-viertel-Takt. Als Merkmal wird die 1 betont:

1 2 3, 1 2 3, 1 2 3, 1 2 3, ...

Dann spielt der Gruppenleiter auf einem Begleitinstrument ein Lied dazu.
Hier ein Lied im Walzertakt, z.B. „Zum Tanze da geht ein Mädel".

Die Gruppe stimmt in das Liedschema mit ein und versucht auch, nach jeder Strophe einen Schluss zu spielen.

Geeignet sind hierbei besonders muntere Lieder, zu denen Trommelbegleitung passt. Als Einstieg kann auch zunächst das Lied nur gesungen werden und dann mit Klatschen auf die Eins der Rhythmus erarbeitet werden.

2.3.6 Raketenstart

Ganz langsam spielt die Gruppe ein gemeinsames Metrum. Nach und nach wird dann schneller gespielt (Accelerando), bis man zu einem gemeinsamen Wirbel kommt.

Versucht werden sollte, die Beschleunigung gemeinsam und nicht zu schnell durchzuführen, um die Spannung besser steigern zu können. Der Gruppenleiter oder auch ein TN kann als Hilfestellung das Tempo auch anzeigen. Ein Dirigentenstab leistet dabei gute Dienste. Hält man ihn tief, kann das Tempo langsam sein, höher gehalten steigert die Gruppe das Tempo.

Die Landung
Als Variation zum Raketenstart kann vom schnellen Wirbel aus wieder das Tempo verlangsamt werden. Das Langsamer werden (Ritardando) ist erfahrungsgemäß für Gruppen schwieriger und sollte in Ruhe erarbeitet werden.

2.3.7 Liedanfänge trommeln

Ein Gruppenteilnehmer sucht sich ein bekanntes Volkslied aus, verrät es aber zunächst nicht. Er trommelt den Rhythmus vor und die Gruppe versucht nun, das Lied zu erraten. Anschließend wird das Lied gesungen und begleitet.

2.3.8 Gespielte Sprichwörter

Bekannte Sprichwörter werden rhythmisch mit den Trommeln begleitet. Ist der Rhythmus eingeübt, kann man die Sprache weglassen und nur noch den Rhythmus spielen.

Beispiele:
Wer an-dern ei-ne Gru-be gräbt, fällt selbst hi-nein.
Wer im Glas-haus sitzt, soll nicht mit Stei-nen wer-fen.
Was du nicht willst, das man dir tu, das fü-ge kei-nem an-dern zu.
Was du heu-te kannst be-sor-gen, das ver-schie-be nicht auf mor-gen.
Wo man singt, da lass' dich nie-der, bö-se Men-schen ha-ben kei-ne Lie-der.

Diese Übung kann man auch gut mit den Orff'schen Instrumenten durchführen.

3 Umriss der Situation alter Menschen im Altersheim

Für Menschen, die in ein Alten- oder Pflegeheim übersiedeln, entstehen oft große Probleme. „Man kann bei weiten Kreisen der Bevölkerung geradezu von einer generellen Ablehnung des Wohnens im Altenheim ausgehen" (Lehr 1977, S. 263). Diese Einstellung schafft eine ungünstige Voraussetzung für die Entscheidung, in ein Heim zu gehen. Ältere sehen dies als „Endstation des Lebens" und haben auch Angst vor dem zu erwartenden Ausschluss aus der Gesellschaft. So gehen viele alte Menschen zu spät in ein Heim, nämlich wenn sie schon pflegebedürftig und körperlich geschwächt sind. Die Entscheidung ist dann aus einer Notlage heraus entstanden und schafft erst einmal eine negative Einstellung zur Umsiedlung. Die Notlage kann durch das Wegziehen der Familienangehörigen in eine andere Stadt und der so fehlenden Unterstützung, oder aus gesundheitlichen Gründen entstehen. In diesem Fall ist nur eine Heimunterbringung der geeignete Schutz gegen Isolation, Einsamkeit oder die Folgen des körperlichen Verfalls, obwohl dafür sehr viel aufgegeben werden muss: Das persönliche Umfeld, die gewohnte Umgebung, die „freie" selbstorganisierte Lebensbewältigung. Dies schafft schwer wiegende neue Probleme, die in drei Bereiche unterteilt werden: geistig seelische, körperlich seelische und soziale (Bright 1984). Die musiktherapeutische Arbeit mit Altenheimbewohnern erfordert ein Grundwissen über diese Problematik.

3.1 Soziale Probleme

Wird der alte Mensch, freiwillig oder unfreiwillig, von seiner gewohnten Umgebung getrennt, muss er sich von dem eigenen Haushalt lösen und damit die Selbstorganisation seines Lebens aufgeben. Einkaufen, finanzielle Angelegenheiten und die Organisation des Tagesablaufs werden ihm nun zum größten Teil vom Betreuungs- und Pflegedienst abgenommen. Er muss seine Wohnung mit den Möbeln und sonstigen lieb gewordenen Gegenständen zum größten Teil zurücklassen und aufgeben. Je nach

Möglichkeit des Heims werden manche Möbel und Einrichtungsgegenstände mitgenommen und können so ein wenig von der Geborgenheit eines eigenen Zimmers vermitteln. Meist kommt der Ältere auch in eine neue Gegend und verliert viele soziale Kontakte: zu Nachbarn, Bekannten, Freunden und Verwandten. Auch die evtl. regelmäßigen Besuche können diesen Verlust nicht ausgleichen. Falls der Ehepartner nicht mit ins Heim zieht (wenn vorhanden), muss der alte Mensch nun völlig neue soziale Kontakte herstellen. Denn „jeder, der in einer Institution lebt, unterliegt deren persönlichkeitszerstörenden Einflüssen, gleichgültig wie freundlich und gut organisiert es dort zugeht" (Bright 1984, S. 97). Dieser Entwicklung muss der alte Mensch durch Schaffung neuer Kontakte mit viel Energie entgegentreten, um nicht in Lethargie oder gar Apathie zu verfallen. Dabei zeigt sich, „daß Personen mit starker sozialer Kontaktfähigkeit, die auch schon vor der Heimaufnahme in stärkerem Maße soziale Kontakte pflegten, sich schneller an das Heimleben gewöhnen konnten" (Lehr 1977, S. 270). Doch andere leiden unter ihrer Kontaktschwäche und wissen manchmal auch nach längerem Umgang mit denselben Mitbewohnern fast gar nichts über sie. „Sozialer Kontakt auf verschiedenen Ebenen und zu unterschiedlichen Zeiten ist eine Lebensnotwendigkeit (Bright 1984, S. 50).

Alte Menschen, die den Wunsch nach Kontakt haben, können dies nur schwer direkt zum Ausdruck bringen. Der Wille, stark zu sein und die Probleme selbst lösen zu wollen, führt oft zu innerlicher Verkrampfung, die die Kontaktaufnahme behindert. Die seelische Anspannung wirkt sich auch stark auf den körperlichen Ausdruck aus und lässt alte Menschen oftmals sehr verhärtet wirken. Das Unausgefüllt-Sein kann ebenfalls zu vermehrtem Gebrauch von Psychopharmaka, Schlaftabletten und Alkohol führen. Die Anwendung von Tabletten zur Beeinflussung der Psyche ist im Altenheim bei vielen Bewohnern alltäglich und der Konsum von Alkohol kann bis zum Alkoholismus führen. Das Pflegepersonal ist für viele der einzige soziale Bezug und es wird mit den Folgen des seelischen Ungleichgewichts täglich konfrontiert. Das Pflegepersonal muss so zwangsläufig mit den bestehenden Aggressionen und depressiven Stimmungen, die sich u.a. in übertriebener Kritik und dauernden Beschwerden über den Tagesablauf äußern können, fertig werden. Die Notwendigkeit, Meinungsäußerungen Ernst zu nehmen und die Rechte der Alten voll anzuerkennen, kann von dem überlasteten Personal oft nicht erfüllt werden und lässt sie die Sorgen der

Alten übergehen. Deshalb ist es so wichtig für die Bewohner, untereinander Kontakte herzustellen und Beziehungen aufzubauen. Aktivierungsmaßnahmen der Heimleitung können dazu förderlich sein, wie z.b. Musiktherapie mit besonders kommunikativem Themenschwerpunkt.

3.2 Körperlich seelische Probleme

Der Prozess des Alterns wird zum größten Teil auch vom Verlust der körperlichen Gesundheit begleitet. Dies konfrontiert den alten Menschen mit neuen Problemen. Er muss seinen alternden Körper akzeptieren lernen, denn die jugendliche Gesundheit kann er nie wieder erreichen. Für den alternden Menschen ist eine „Höherschätzung geistig-seelischer Kräfte als die Höherschätzung körperlicher Kräfte eine der wichtigsten Lebensaufgaben" (Lehr 1979, S. 272). Doch auch wenn dies gelungen ist, wird er immer wieder mit den Folgen seines körperlichen Verfalls konfrontiert.

3.2.1 Bewegungsfreiheit

Durch das Nachlassen der Beweglichkeit fällt es immer schwerer, das Leben frei und selbstbestimmt zu gestalten. Das ist durch Schwächung der Muskulatur, durch Folgen von Schlaganfällen, Herzinfarkten, Amputationen aufgrund von Durchblutungsstörungen und vor allem durch Erkrankungen des zentralen Nervensystems, wie die Demenzprozesse, die Parkinson'sche Krankheit oder Lähmungserscheinungen bedingt. Es gibt also viele Gründe für Bewegungseinschränkungen, aber alle schaffen dem Älteren ein großes Problem, nämlich die Abhängigkeit von Hilfeleistungen der Angehörigen oder von Institutionen. Ist der alte Mensch gezwungen, in einem Rollstuhl zu fahren, wird dies noch verstärkt, denn es gibt wenig rollstuhlgerechte Gebäude oder Verkehrsmittel, die es einem behinderten Menschen ermöglichen, sich frei zu bewegen. „Rücksicht nimmt hier keiner - 'Du zählst nicht' - Kein Wunder, daß sich unter diesen Umständen so viele Behinderte und Alte hilflos und hoffnungslos fühlen: besonders traurig daran ist, daß die Gruppe der alten Menschen für gewöhnlich nicht die Selbstsicherheit aufbringt, mit der heute viele Behinderte um ihr Recht kämpfen" (Bright 1984, S. 69).

3.2.2   Gehör und Sprache

Durch die moderne Technik der Hörgeräte sind heute viele alte Menschen trotz Schwerhörigkeit in der Lage, relativ gut zu hören. Auch die Möglichkeit von den Lippen abzulesen oder der Zeichensprache, ist von manchen vollkommen Tauben noch zu erlernen. Dies sind jedoch Sonderfälle, für die es spezielle Heime gibt. Aber auch der nur Hörbehinderte muss mit großen Widrigkeiten kämpfen. Er muss den Redenden bitten, langsam und deutlich zu sprechen, und dies ist manchen peinlich und unangenehm. Wird die Schwerhörigkeit nicht gleich entsprechend behandelt, kann der Betroffene in Isolation und Einsamkeit geraten, denn die Kommunikationsfähigkeit ist stark vom Hörvermögen abhängig.

In der Musiktherapie muss man beim Umgang mit alten Menschen besonders darauf achten, wie gut das Hörvermögen ist und beim Bemerken von Hörschwäche darauf angemessen eingehen. Genauso schwer wiegend sind die unterschiedlichen Sprachstörungen, die aufgrund von Aphasie nach einem Schlaganfall, der Parkinson'schen Krankheit oder anderen cerebralen Störungen auftreten können. Der Zuhörer muss sehr geduldig und aufmerksam auf den betreffenden Menschen eingehen, sei es durch direktes Halten des Ohrs an den Mund des Betreffenden, sei es durch geduldiges und aufmerksames Zuhören und wiederholtes Nachfragen.

3.2.3   Sehfähigkeit

Auch bei Nachlassen der Sehfähigkeit, die durch Sehhilfen wie Brillen, Lupen, Lesegeräten und dem Benutzen von Büchern mit Großbuchstabendruck gut behandelt werden kann, ist der Mensch mit seelischen Problemen konfrontiert. Die Kontaktaufnahme zu anderen Menschen wird schwieriger, wenn die Sehhilfen nicht mehr den gewünschten Zweck erfüllen. Der alte Mensch kann nun seine Gesprächspartner nur schwer oder gar nicht mehr erkennen und ist so nur noch auf das Gehör angewiesen. Für ältere Menschen, die erst in hohem Alter blind oder sehbehindert werden, ist es zudem viel schwieriger, sich durch stärkeres Benutzen des Tastsinns und Gehörs umzustellen. Ihm sollte mit einem Therapieprogramm geholfen werden, seine noch intakten Sinne nutzen zu lernen. Inzwischen gibt es auch eine sehr umfangreiche Sammlung von Vorlesekassetten, die viele Bücher der Weltliteratur und auch Auszüge aus Zeitungen und Zeitschriften vorrätig haben, und die den Sehbehinderten zur Verfügung stehen. Und gerade der Einsatz von Musiktherapie ist durch die Förderung der auditiven Wahrnehmungsfähigkeit sehr sinnvoll und dem Alten eine Hilfe, seine Probleme mit der Behinderung zu überwinden. Wie bei allen Einschränkungen, die der Altersprozess mit sich bringt, muss der alte Mensch auch hier seinen Zustand annehmen und lernen, damit umzugehen.

3.2.4   Intellektuelle Leistungsfähigkeit

> „Unter diesen Begriff fallen die Begriffe Aufmerksamkeit, Lernen, Gedächtnis und Denken."
> „Aufmerksamkeit gilt als Voraussetzung von Lern- und Gedächtnisleistungen" (Oswald 1983, S. 70).

Die Leistungsfähigkeit des alten Menschen gerade in diesen Bereichen ist für die Musiktherapie und deren Planung und Verlauf außerordentlich wichtig. Gerade die Aufmerksamkeit und die Gedächtnisleistung sind wesentlich limitierende Faktoren, die besonders berücksichtigt werden müssen.

> „Der Begriff Aufmerksamkeit beschreibt jene Vorgänge, die bei erhöhter Auffassungs- und Aktionsbereitschaft eine selektive Ausgliederung von Wahrnehmungs- und Bewußtseinsinhalten ermöglichen. Aufmerksamkeit gilt als eine 'Voraussetzung von Lern- und Gedächtnisleistungen' " (Oswald 1983, S. 70).

Hierin eingeschränkte Menschen verlieren eine wichtige Voraussetzung zur Kommunikationsfähigkeit, denn ihnen wird das Zuhören dadurch sehr erschwert. Durch ein interessantes Geschehen in der Musiktherapie kann die Aufnahmebereitschaft erhöht werden. Je höher die Anforderungen einer Aufgabe sind, desto mehr lässt die Aufmerksamkeitsleistung nach. Dies ist besonders beim Schwierigkeitsgrad einer Übung unbedingt zu berücksichtigen.
Ein sehr auffälliger Bereich in der intellektuellen Leistungsfähigkeit ist das Nachlassen des Gedächtnisses. Besonders das Kurzzeitgedächtnis

lässt bei alten Menschen stark nach. Im Alltag bedeutet dies, dass z.B. Schwierigkeiten im Wiederfinden von selbst weggelegten Gegenständen entstehen. Genauso problematisch ist das Vergessen von Namen bekannter Menschen, die sich in einem solchen Fall evtl. zurückgewiesen fühlen könnten. Bei der Musiktherapie muss man in der Aufgabenstellung darauf achten, nicht zu lange Erklärungen abzugeben, sondern kurz und prägnant die Übung darzustellen. Außerdem sind Wiederholungen sehr hilfreich für die TN.

Dagegen fällt es den Älteren oft sehr leicht, lang zurückliegende Gedächtnisinhalte wiederzugeben.

„Erinnerungen aus der Kindheit, Jugend-, und frühen Erwachsenenzeit unterliegen nur geringen Beeinträchtigungen, jüngere Gedächtnisinhalte hingegen werden von alten Menschen schneller vergessen" (Oswald 1983, S. 86).

Das liegt auch an der höheren Gewichtigkeit der lange zurückliegenden Ereignisse gegenüber neuen Gedächtnisinhalten. Der Alte identifiziert sich meist mehr mit seiner Vergangenheit als mit seiner Gegenwart. Dies ist besonders der Fall, wenn das Leben in der Gegenwart nur noch von Monotonie und Gleichgültigkeit geprägt ist und der alte Mensch keine Aufgaben mehr zu erfüllen hat.

Veränderungen im Zentralnervensystem als Basis für gezielte Lernleistungen bewirken ein Nachlassen der Lernfähigkeit. Wichtig ist hierbei besonders die Schwierigkeit des psychomotorischen Lernens. Oft ist der alte Mensch durch Ausfall motorischer Einheiten gezwungen, neue Bewegungen zu lernen. Dazu gehören u.a. das Erlernen des Umgangs mit Gehhilfen, wie Prothesen nach Amputation, das Bedienen eines Rollstuhls oder auch Übertragen von rechts schon gelernten Bewegungen auf die linke Seite (z.B. nach Lähmungen, Amputation). Es zeigt sich, dass das Lernen langsamer vor sich geht als bei jüngeren, aber dennoch meist noch möglich ist.
Die Lernfähigkeit kann durch Gedächtnistraining und andere therapeutische Maßnahmen wesentlich verbessert und stabilisiert werden.

Über die Bereiche Denken und Problemlösen gibt es bisher keine Untersuchungsresultate, die auf Altersdefizite hinweisen. Man muss aber auf ein Nachlassen der Kreativität, als eine besondere Form des Problemlösens, hinweisen.

> „Das liegt einmal an dem Altersdefizit in höheren, kognitiven Operationen als auch daran, daß Kreativität eine im Alter nicht mehr erforderliche Aktivität ist" (Oswald 1983, S. 100).

In der Musiktherapie kann besonders in diesem Bereich viel erarbeitet werden. Sie ist geeignet, kreative Fähigkeiten bei älteren Menschen wieder zu entwickeln.

Man kann zusammenfassend sagen, dass der alte Mensch in seiner intellektuellen Leistungsfähigkeit in vielen Bereichen stark nachlässt. Am stärksten ist dies in der Gedächtnisfähigkeit und der Schnelligkeit im Verarbeiten von Informationen zu beobachten. Dies hat Auswirkungen auf die Bewältigung alltäglicher Situationen in vielen Bereichen. Es führt zu nachlassendem Selbstvertrauen der Betreffenden, kann aber durch therapeutische Maßnahmen in seiner Wirkung gemildert werden. Hat der alte Mensch seine nachlassende Leistungsfähigkeit akzeptiert, kann er freier und besser damit umgehen.

3.2.5 Der allgemeine Alterungsprozess

> „Der altersbedingte Abbau der Funktions- und Leistungsfähigkeit bzw. der Lebensdauer ist nach dem allgemeinen genetischen Modell durch die Erbanlagen ‚vorprogrammiert'" (Oswald 1983, S. 28).

Dabei treten die Behinderungen für den einzelnen Menschen selten nur in einem Bereich auf. Meist handelt es sich um multifunktionale Störungen, die den Alternden in ihrer immer massiver werdenden Form in vielen Bereichen gleichzeitig einschränken. Die Beurteilung des Gesundheitszustandes richtet sich „weitgehend nach dem Grad der körperlichen Beweglichkeit.

Einschränkungen der Beweglichkeit" ... „und Reduzierung der sensorischen Fähigkeit bilden vor allem die Basis ..." (Lehr 1977, S. 277) dafür. Wichtig ist der Einfluss der äußeren Bedingungen auf den Alterungsprozess und dessen Wirkung auf die seelische Verfassung des alten Menschen. Oswald (1983) sagt, dass bei optimalen Umweltverhältnissen der Abbau in der Funktions- und Leistungsfähigkeit alter Menschen auf ein (relatives) Minimum reduziert werden kann und extrem ungünstige Umweltbedingungen den Abbau beschleunigen bzw. verstärken. Die offensichtliche Wechselwirkung von Gesundheit und seelischem Zustand ist beim Umgang mit alten Menschen sorgfältig zu berücksichtigen. Es ist genauso wichtig, dem Älteren gesundheitserhaltende Maßnahmen wie Musik-, Ergo- und Bewegungstherapie zu bieten, wie für ein harmonisches Umfeld und angenehme Lebensbedingungen zu sorgen. Eine einseitige Behandlung dieser beiden Problemfelder ist sinnlos, denn beide sind für das Wohlbefinden des alten Menschen gleichermaßen wichtig.

3.3 Geistig seelische Probleme

> „Wenn man gezwungen ist, sein Zuhause aus Altersgründen wegen zunehmender Gebrechlichkeit oder aus einer bestimmten Zwangslage heraus, die zum Beispiel durch einen Schlaganfall, Erblindung, eine Amputation, Arthritis oder eine Herzerkrankung entstehen kann, endgültig aufzugeben – in so einer Lage können all diese Gründe zu unvorstellbaren Gefühlen der Trauer und Verzweiflung führen" (Bright 1983, S. 72).

Der alte Mensch sieht sich im Altenheim in einer neuen, unbekannten Umgebung noch zusätzlich mit anderen, ebenfalls gebrechlichen alten Menschen konfrontiert. Er muss in der Heimsituation, die oft wie ein Gettodasein wirkt, seinen Platz finden und sich in die Gemeinschaft eingliedern. Gleichzeitig kommt er, die Nähe des Lebensendes vor Augen, zu einer neuen Aufgabe, nämlich der Lebensbewältigung. Das im Leben Erreichte wird rekapituliert, denn das Gefühl, nichts mehr vor sich zu haben, als das Warten auf den Tod, bringt die Aufmerksamkeit auf die Vergangenheit. Dies kann ebenfalls Gefühle von Trauer entstehen lassen. Besonders dann, wenn der Betreffende das Gefühl hat, nichts erreicht zu haben und jetzt nur noch eine Last für die Mitmenschen zu sein. Der gesellschaftliche Wertmaßstab, einen Menschen nach seiner Arbeits- und Leistungsfähigkeit zu beurteilen, verstärkt das Gefühl der Sinnlosigkeit der eigenen Existenz noch zusätzlich. Oft wünschen sich alte Menschen den Tod herbei, besonders wenn der Ehepartner und auch andere Vertraute schon gestorben sind. Diese Todessehnsucht beschleunigt den körperlichen Verfall des Alten und kann tatsächlich rasch zum Tode führen.

Es gibt aber auch Bewohner eines Alten- oder Altenpflegeheims, die sich stark gegen ihren Alterungsprozess sträuben und Angst vor dem Tod haben. Sie sind bei ernsten Krankheiten oft in einer irrationalen Heilungszuversicht und wollen ihre Krankheit nicht akzeptieren. Vielmehr klammern sie sich an Ärzte und medizinische Heilmittel und weigern sich, die Möglichkeit ihres Todes ins Bewusstsein aufzunehmen.

Auch wenn in den meisten Heimen der Tod eines Bewohners sehr un-auffällig und pietätvoll behandelt wird, fällt den anderen Bewohnern natürlich das Fehlen der Person auf. Dadurch werden sie immer wieder mit der Möglichkeit auch des eigenen Ablebens konfrontiert und können ihre eigene Angst davor meist nur verdrängen, aber nicht verarbeiten. Alle Formen von Angst sind sehr ernst zu nehmende Gefühle, die alte Menschen beeinflussen können. Werden sie nicht gelöst, kann es als Folge zu psychischen Störungen kommen, die sich bis zu psychosomatischen Krankheiten steigern können. Bewohner, die darin gefährdet sind, fallen durch gestörte Kommunikationsfähigkeit auf. Sie isolieren sich von den anderen, da die Angstzustände sie zu stark beanspruchen. Aufmerksame Altenpfleger können diese Gefahr durch frühes Erkennen verhindern, indem die Betreffenden intensiver betreut werden. Möglichkeiten dafür sind alle Formen von Freizeitaktivitäten, aber auch Gesprächstherapie oder Einzelsitzungen bei einem Musiktherapeuten (siehe 4.4.2). Das offene Aussprechen der Angstgefühle ist eine wesentliche Voraussetzung für die Heilung des Betroffenen. Viele alte Menschen haben nie gelernt, Gefühle offen zu äußern. Es muss ihnen dafür aber Gelegenheit gegeben werden. Außer Gesprächen über die Probleme ist es sinnvoll, Heimbewohnern bestimmte Aufgaben im Heimablauf zu überlassen. Bei der Organisation von „Bunten Abenden", Ausflügen oder anderen Aktivitäten für die Bewohner, kann der Ältere seine eigene Wichtigkeit innerhalb seines neuen Umfeldes besser spüren. Es hilft ihm, seinen Platz neu zu orten und ihn mit all seiner Energie in der Gegenwart einzusetzen.

Bei allen Aktivierungsmaßnahmen muss berücksichtigt werden, „daß soziale Isolation und Einsamkeit eine bedrückende Situation sein kann, aber auch zum persönlichen Lebensstil eines Menschen gehören und somit auf einem (mehr oder minder bewußten) Beschluß des Betreffenden beruhen könnte" (Oswald 1983, S. 127). Es ist also nicht zwingend nötig, jeden scheinbar isoliert lebenden Heimbewohner mit Interventionsmaßnahmen („Maßnahmen zur Beeinflussung des Verhaltens und Erlebens von Personen oder Gruppen" Oswald 1983, S. 130) zu helfen. „Entscheidend für eine Hilfsmaßnahme ist in erster Linie die subjektiv empfundene soziale Situation des alten Menschen" (Oswald 1983, S. 127). Dem Älteren muss so auch immer die Möglichkeit zum Zurückziehen gegeben werden. Alle Hilfsmaßnahmen müssen sorgfältig überdacht werden, denn sie können auch belastend wirken.

Nach Oswald (1983, S. 134) lassen sich folgende Hauptformen von Maßnahmen unterscheiden:

Interventionsform	Interaktionsziel
1. Bildungsangebote	Anregung, „enrichment", Prävention
2. Einzel- und Gruppentherapie	Korrektur und Prävention
3. Aktivierungsmaßnahmen	Anregung, Entwicklung von Interessen
4. Krisenintervention	Korrektur, Prävention
5. Sozialarbeit, Gemeinwesenarbeit	praktische Problembewältigung, Beeinflussung der Öffentlichkeit

Die Musiktherapie unterstützt besonders in den Bereichen 2, 3 und 4 die Interventionen.

4 Formen der Musiktherapie in der Altenhilfe

In der Musiktherapie gibt es drei verschiedene Schwerpunkte.

1. die klinische Musiktherapie
2. die rekreative Musiktherapie
3. die pädagogische Musiktherapie

Für die Arbeit mit Alten kommen hauptsächlich die ersten beiden Bereiche in Frage, denn die pädagogische Musiktherapie wird im schulischen Bereich, besonders für die Sondererziehung mit behinderten oder geistig zurückgebliebenen Kindern angewendet. Die klinische Musiktherapie wird therapeutisch bei körperlichen, geistigen und seelischen Störungen gezielt eingesetzt. Der Musiktherapeut muss dabei genau über die Natur und das Ausmaß der Krankheit informiert sein und arbeitet entweder in Einzelsitzungen oder Gruppensitzungen mit begrenzter Teilnehmerzahl.

Die rekreative Musiktherapie ist als unterhaltende, abwechslungsreiche Gruppenaktivität im Altersheim sinnvoll einsetzbar. Es geht dabei hauptsächlich um Unterhaltung, mehr an der Oberfläche und ohne ärztliche Untersuchung, mit dem Medium Musik. Dazu können musikalisch selbst gestaltete Feiern genauso gehören, wie lustige Spielabende und andere geselligkeitsfördernde Aktivitäten.

Der Musiktherapeut im Altenheim kann in diesen beiden Bereichen tätig werden, sollte aber besonders in der rekreativen Musiktherapie die Bewohner das Geschehen möglichst selber gestalten lassen und dabei nur seine Hilfe anbieten. In der Musiktherapie gibt es zwei Verfahren. Diese sind die **Einzeltherapie** und die **Gruppentherapie**. Im Hinblick auf das musikalische Verhalten der Patienten unterscheidet man dabei:

- die **rezeptive** Musiktherapie (Musikhören) und
- die **aktive** Musiktherapie (Musikmachen). (Finke-Knüwer u.a., 1983, S. 88)

4.1 Wirkungen von Musik

Musik wirkt durch die Elemente Lautstärke, Dynamik, Klangfarbe, Frequenzbereich, Melodik, Harmonik, Rhythmus und Zeitmaß. Die verschiedenen Kombinationsmöglichkeiten dieser einzelnen Faktoren bestimmen den Charakter der jeweiligen Musik und deren Wirkung auf den Menschen. So kann große Lautstärke, schnelles Tempo und ein weiter Tonumfang belebende, stimulierende Wirkung auf den Zuhörer haben und geringe Lautstärke, langsames Tempo, geringer Tonumfang beruhigend und entspannend wirken. Der Musik hörende und Musik spielende Mensch kann durch Auswählen von bestimmten Musikstücken diese Wirkungen selber bestimmen. Musik begleitet den Menschen durch sein ganzes Leben hindurch und der meist intensive Kontakt zwischen Mensch und Musik lässt sie auch zum geeigneten Mittel für Heilung und Therapie werden. Musik kann „Vehikel sein, bestimmte Stimmungen und Gefühle wecken, sie kann Erinnerungen wachrufen, zur Bewegung, zum Mitsingen bzw. Mitsummen zu Musik stimulieren, von Problemen ablenken, entspannend wirken oder ästhetische Grundbedürfnisse des Menschen befriedigen." (Finke-Knüwer u.a. 1983, S. 82). Musik kann geistige Bilder jeder Art erzeugen: realistische, eingebildete, traumhafte, fantastische, mystische oder halluzinatorische (Alvin 1984, S. 74).

Eine weitere wichtige Eigenschaft der Musik ist ihre verbindende Kraft, um zwischen den Menschen Kontakte herzustellen. Dies kann der Kontakt zwischen Musikern und Zuhörern, zwischen den Zuhörern oder zwischen den Musikern sein. Sie ist ein Mittel zur Verständigung und kann, da „Krankheit oft das Ergebnis des Abbruchs der Kommunikation ist" (Alvin 1984, S. 69), eine heilende Wirkung auf den Kranken haben. Alvin sagt weiter: Sie wirkt auf das „Es", das „Ich" und das „Über-Ich" des Menschen und kann dadurch sowohl Instinkte zum Ausdruck und Ausbruch bringen, wie dem Zuhörer oder Ausführenden Selbstwertgefühl geben als auch hohe ästhetische Erfahrungen ermöglichen.

Die vielfältigen Wirkungen, die hier nur kurz angerissen werden können, machen Musik zu einem geeigneten therapeutischen Mittel auch und gerade für den alten Menschen im Altenheim. Sie kann bei der Auseinandersetzung mit der Vergangenheit genauso hilfreich sein wie bei der Schaffung neuer, kreativer Erlebnisse. Erinnerungen an bestimmte Schlüsselerlebnisse im Leben eines Menschen sind zuweilen auch mit einem bestimmten Musikstück verkoppelt. Lässt sich dieses Musikstück wiederfinden und dem alten Menschen vorspielen, kann es ihm eine Hilfe bei der Verarbeitung des Erlebnisses sein. Diese Möglichkeit wird besonders in der rezeptiven Musiktherapie genutzt, sei es in Gruppen- oder Einzelsitzungen.

4.2 Klinische Musiktherapie für alte Menschen

Der alternde Mensch ist besonders durch Abbau und Ausfall bestimmter Gehirnfunktionen gefährdet. Dies kann durch progressive (fortschreitende) Krankheiten wie die Parkinson'sche Krankheit, Hirnarteriosklerose, Stoffwechselstörungen (z.B. Diabetes), toxische Schäden (Drogen, Alkohol, Psychopharmaka) und senile Demenz hervorgerufen werden oder durch plötzlich eintretende Störungen, z.B. den Schlaganfall. Je nach Ausfall eines bestimmten Gehirnteils entstehen beim Erkrankten Werkzeugstörungen, die den Ausfall einer bestimmten Hirnleistung bewirken, wobei die übrigen Hirnfunktionen im Wesentlichen ungestört bleiben. Es fallen dabei meist nur motorische und sensorische Teile des Gehirns vollkommen aus, denn die instrumentellen Fähigkeiten des Gehirns sind an festdefinierten Stellen lokalisiert und können nur sehr schwer bzw. gar nicht von anderen Gehirnteilen übernommen werden. Die Intelligenz und Gesamtpersönlichkeit mit ihren Charaktereigenschaften kann nicht definierten Arealen des Gehirns zugewiesen werden. Dadurch ist gewährleistet, dass bei Schädigung eines umschriebenen Areals andere Areale diese Funktion übernehmen können. In jedem Fall entsteht eine Veränderung der Persönlichkeit, aber diese ist niemals ausgelöscht. Auch motorisch/sensorisch schwer Gestörte sind potenziell in der Lage zu kommunizieren. Dies wird in der Therapie oder Pflege oft nicht berücksichtigt. Als Mittel, die Kommunikationsfähigkeit zu fördern, aber auch als Übungsfeld für die unterschiedlichen physischen Störungen eignet sich nun die Musiktherapie. Sie kann, gleichzeitig zu speziellen Übungen im motorischen oder sensorischen Bereich, auch die Psyche des Patienten ansprechen und ihm Lebensmut und neuen Schwung geben. Besonders wenn der Patient einen Zugang zur Musik findet, können die aktive und auch die rezeptive Musiktherapie ein wichtiger Bestandteil der Rehabilitation oder der Therapie werden. Die folgenden Übungsbeispiele für spezielle, häufig vorkommende Krankheitssymptome wurden aus dem Buch von Ruth Bright: „Musiktherapie in der Altenhilfe" zusammengestellt. Sie sollen einen Einblick in die therapeutischen Möglichkeiten der Musiktherapie bei altersspezifischen Krankheiten geben.

Ruth Bright (1983) stellt in ihrem Buch außerdem die Notwendigkeit der Zusammenarbeit mit anderen Therapiearten dar. Dazu gehören: Ergo-, Sprach-, Bewegungs- und medikamentöse Therapie. Ebenfalls beschreibt sie die Wichtigkeit, das gesamte Personal des Altenheims, Krankenhauses oder Wohnstifts in die Arbeit miteinzubeziehen, damit auch im täglichen Umgang mit den Patienten deren spezielle Probleme berücksichtigt werden.

4.2.1 Ursachen für Werkzeugstörungen

▶ **Hirnarteriosklerose**
Durch Cholesterin- und Kalkablagerungen in den blutzuführenden Gefäßen entsteht Minderdurchblutung. Dadurch werden die Funktionen umschriebener Hirnteile vermindert. Es entstehen Werkzeugstörungen und im seelischen Bereich Persönlichkeitsabbau, Antriebsminderung und Affektlabilität.

▶ **Schlaganfall**
Durch Platzen eines Blutgefäßes entsteht eine Massenblutung im Gehirn. Sowohl der durch die Blutung verursachte Druck wie auch die fehlende Sauerstoffversorgung führen zum Untergang von Hirngewebe, was zu Bewusstseinsverlust, Lähmungen (halbseitig) und folgenden Werkzeugstörungen führen kann.

▶ **Senile Demenz**
Langjährig verlaufender Gehirnschwund führt zu Werkzeugstörungen und Persönlichkeitsabbau. Symptome können Verstimmungszustände, Erregungen, Verwirrtheiten und flüchtige Wahrnehmungen sein.

▶ **Hirninfarkt**
Durch den Verschluss von Blutgefäßen wird die Blutversorgung von bestimmten Gehirnteilen unterbrochen. Der Sauerstoffmangel führt zu einem massenhaften Zelluntergang und Rückbildung der Hirnrinde.

Mit den folgenden Übungen soll die Möglichkeit verstärkt werden, bestimmte, ausgefallene Funktionen von geschädigten Gehirnteilen von noch nicht geschädigten Teilen des Gehirns übernehmen zu lassen. Obwohl dies schwerlich möglich ist, meist eine lange Zeit dafür benötigt wird und nur kleine Erfolge sichtbar werden, kann und sollte dies therapeutisch unterstützt werden. Bei allen Übungen sind auch die heilende Kraft der Musik selbst, der Kontakt zwischen Therapeut, Patient und Musik (rezeptiv oder aktiv) als Kommunikationsmöglichkeit positiv für die Stärkung der Persönlichkeit des Patienten zu beachten.

4.2.2 Werkzeugstörungen – Übungsvorschläge

I. Aphasie:
Läsion (Beschädigung) der dominanten Gehirnhälfte (Sprache, Artikulationsvermögen, Sprachverständnis). Der Patient kann nicht mehr sprechen oder Sprache nicht mehr verstehen. Es kann auch beides zutreffen (meist mit emotionaler Labilität verbunden).

aktive Musiktherapie:
- Evtl. kann der Patient über Singen wieder Zugang zur Sprache bekommen. Musikempfinden liegt in der nicht-dominanten Hemisphäre.

Es eignen sich dazu:
- bekannte Lieder
- Intonationsübungen
- gesungene Sätze oder Worte
- nonverbale Kommunikation mit Orff'schen Instrumenten zur Aufrechterhaltung von sozialer Interaktion

rezeptive Musiktherapie:
- Durch Anhören schon bekannter Musikstücke kann evtl. auch das Erinnerungsvermögen an Sprache geweckt werden.
- Dies hilft, Kontakt zum Patienten aufzubauen und ihn aus seiner Isolation und Einsamkeit herauszuholen.

II. Apraxie:
Störung der Ausführung von alltäglichen Bewegungsabläufen und der Zuordnung von Gegenständen zu ihrer Funktion

aktive Musiktherapie:
- Musikalisch/rhythmische Improvisation auf Instrumenten kann helfen, Bewegungen wieder zu erlernen (rhythm. Spielen).
- Der „beschützende" Rahmen einer Gruppe kann dem Patienten helfen, seelische Kraft wiederzuerlangen.

rezeptive Musiktherapie:
- Das Üben von Bewegungsabläufen kann durch rhythmisch betonte Musik unterstützt werden. Synchron zum Bewegungstempo des Patienten gespielte Musik ist dabei am wirksamsten.

III. Agnosie:
Einschränkung des Gesichtsfeldes und Unfähigkeit, Gegenstände oder Personen richtig zu erkennen.

aktive Musiktherapie:
- Zur Behandlung der Gesichtsfeldeinschränkung kann das Spielen auf einem sehr breiten Instrument (Xylophon, Klavier) mit großem Ambitus helfen. Durch schrittweises Spielen jedes Tones wird der Patient auch auf Töne aufmerksam, die nicht im Gesichtsfeld liegen.
- Das Erleben in einer musizierenden Gruppe hilft dem Patienten, sich sozial akzeptiert zu fühlen. Nonverbale Kommunikation und gestalterische Prozesse können die Persönlichkeit des Patienten bestärken, die durch die Hilflosigkeit und Orientierungslosigkeit oft sehr geschwächt ist.

IV. Amusie:
Läsion der nicht dominanten Gehirnhälfte. Jedes auf Musik gerichtete Verstehen und Handeln wird zerstört. Das Raumempfinden ist beeinträchtigt.

aktive Musiktherapie:
- Man kann durch Improvisationen mit stark rhythmisch-metrischer Grundlage versuchen, wieder einen gewissen Zugang zur Musik herzustellen. Der Grundschlag der Gruppe kann den Patienten dabei unterstützen und ihn bei seinem Spiel tragen. Er ist so an einem musikalischen Geschehen beteiligt.

rezeptive Musiktherapie:
- Durch Anhören von bekannten Stücken kann der Patient evtl. zu einem Gespräch und damit zu einer Verarbeitung des Verlustes seiner musikalischen Fähigkeiten aktiviert werden. Dies sollte möglichst in Einzelsitzungen stattfinden und bedarf großer Empathie des Therapeuten.

V. Hemianopsie:
Halbseitiger Gesichtsfeldausfall, der Kopf wird meist zur intakten Seite gehalten.

aktive Musiktherapie:
- Es empfehlen sich musikalische Aktivitäten auf der betroffenen Seite. Auch sollte der Patient immer von der gestörten Seite angesprochen werden, um ihn zu motivieren, den Kopf auf diese Seite zu drehen.
- Der Patient sollte selbst auf einem breiten Instrument spielen. (siehe III)
- Kommunikationsspiele in der Gruppe können den Patienten für beide Seiten aufmerksam machen. Besonders die links und rechts sitzenden Nachbarn sollten ihm dabei bewusst werden.

rezeptive Musiktherapie:
- Die unnatürliche Körperhaltung zu einer Seite hin kann durch bewegungsmotivierende Musik behandelt werden, die den Körper in Schwingungen versetzt und dem Patienten das Gefühl für die Körpermitte wiedergeben kann.

VI. Gerstmann'sches Syndrom:
Verlorene Fähigkeit zu rechnen oder mit Zahlen umzugehen.

aktive Musiktherapie:
- Es bieten sich alle musikalischen Spiele und Lieder an, in denen Zahlen vorkommen (z.B. 10 kleine Negerlein). Dabei sollte auch mit optischen Hilfsmitteln gearbeitet werden.

4.2.3 Andere altersspezifische Krankheiten – Übungen

I. Parkinson'sche Krankheit:
Voranschreitende Atrophie eines für die Motorik zuständigen Teils des Gehirns ab dem 5.-6. Lebensjahrzehnts. Daraus entsteht Verlangsamung von Bewegung und Sprache, mit Tremor (Zittern) und einer starren Mimik.

aktive Musiktherapie:
- Musik kann neurologische Reize zur Steigerung der Bewegungsbereitschaft geben. Bei betont rhythmischem Musizieren kann dies ebenso geschehen, wie durch Hören von bewegungsmotivierender Musik, die helfen kann, die Bradykinesie (Verlangsamung) zu überwinden und auch schnellere Bewegungen im Takt der Musik zu versuchen.
- Die freie Gruppenimprovisation hilft dem Patienten, Kontakte zu knüpfen (nonverbal). Die starre Gesichtsmimik lässt den Patienten teilnahmslos erscheinen, was jedoch fast nie der Fall ist. Dies hindert aber oft Andere, Kontakt aufzunehmen, denn sie fühlen keine Reaktion oder Beteiligung im Gespräch. Interaktionsspiele mit und auch ohne Musik können dem Parkinson Patienten dies wieder ermöglichen und helfen ihm, sein Selbstwertgefühl wiederzuerlangen.

II. Folgen von Amputationen:
Durchblutungsstörungen durch Kreislaufschwäche oder Veränderungen von Gefäßen bedingt, können eine Amputation notwendig machen. Dies verändert u.a. das Gleichgewichtsgefühl, was das Erlernen von neuen Bewegungsabläufen erfordert.

aktive Musiktherapie:
- Als Rehabilitationshilfe ist das Musizieren mit Orff'schen Instrumenten geeignet, es kann vitalitätsstärkend, kreislaufanregend und stabili-

sierend wirken, besonders wenn mit Schwerpunkt auf rhythmischen Elementen und dynamischen Variationen gespielt wird. Der Gefahr, nach der Amputation bewegungsarm zu werden, kann durch aktives Musikmachen und Bewegungsübungen mit Musikunterstützung begegnet werden.

rezeptive Musiktherapie:
- Als Lernhilfe neuer Bewegungstechniken (Gehhilfen-, Prothesenbenutzung) kann genau auf den Patienten abgepasste Musik gespielt werden. Dabei können besonders stabile, metrische Rhythmen die Therapie unterstützen.

III. Spasmen:
Überreizung/Verkrampfung der Muskulatur. Entstehen entweder als Folgeerscheinung von Bewegungsarmut und längeren unnatürlichen Körperhaltungen oder durch die Erkrankung einer zu dem betreffenden Muskel führenden Nervenbahn.

aktive Musiktherapie:
Es bieten sich Übungen zum Aktivieren der jeweiligen antagonistischen Muskeln an:
- Klatschen auf die Rückseite der spastischen Gliedmaßen.
- Beim Musizieren wird die spastische Hand mit der noch gesunden mitgeführt (z.B. beim Trommeln mit der Hand).

rezeptive Musiktherapie:
- Bewegungsanregende Musik (Marsch/Walzer) soll die gesamte Muskulatur aktivieren. Ein Mitwippen eignet sich genauso wie größere Bewegungen (z.B. Sitztanz), dabei wird die beeinträchtigte Extremität mitgeführt.

IV. Gedächtnisverlust (Alzheimer'sche Krankheit):
Er entsteht durch Demenzprozesse, Schlaganfall oder traumatische Erlebnisse.

aktive Musiktherapie:
- Durch Erlernen von musikalischen Abläufen in der Improvisation oder rhythmischen Übungen (Randform, Liedform, Kanon) kann das Kurzzeitgedächtnis trainiert werden.

rezeptive Musiktherapie:
- Musikalische Merksteine im Lebenslauf können Erinnerungshilfen geben und sollten gesucht werden (Filmmusiken, Operetten, Schlager, Opern, Symphonien u.v.a.).

4.2.4 Psychische Störungen

Bisher wurde das Problem der so genannten Alterspsychosen vorwiegend mit dem hirnorganischen Abbau verbunden. Heute kann man aber die Psychosen nicht mehr von den seelischen Problemen des Älteren trennen.

Dazu zählen:
- soziale Faktoren (Isolierung, Statuseinbuße)
- psychodynamische Momente (Desintegration der Bedürfnisse, von lustbetonten Objektbeziehungen)
- neuropsychologische Effekte (sensorische Behinderung)
- persönlichkeitsstrukturelle Einflüsse (Neigung zu Psychosen)
- biologische Momente (Rückbildung aller Organsysteme)

Die altersbedingten Psychosen unterscheidet man in schizophrene Psychosen, paranoide Bilder, Depressionen und depressive Verstimmungen. Obwohl man alle nach dem sechsten Lebensjahrzehnt aufgetretenen Psychosen als Alterspsychose bezeichnet, spielen auch viele Momente aus dem früheren Leben in Erkrankungen dieser Art hinein. Neben der Behandlung mit Psychopharmaka kann auch eine Psycho- und Soziotherapie angewandt werden (aus Psychiatrie,1980). Es gibt noch keine Literatur, die sich speziell mit musiktherapeutischer Behandlung von Alterspsychosen auseinander setzt, aber man kann davon ausgehen, dass mit aktiver und sicherlich auch rezeptiver Musiktherapie viel zur Behandlung beigetragen werden kann. Besonders in psychiatrischen Pflege-Stationen können die musiktherapeutischen Angebote mehrere Funktionen haben:

- bessere Wahrnehmung der Außenwelt
- Förderung des Zeit- und Raumempfindens
- Kontaktfähigkeit fördern
- Sinn für Freude erhalten
- Erfolgserlebnisse vermitteln
- körperliche Aktivitäten motivieren.

(Ruth Bright 1984)

In der aktiven Musiktherapie kann versucht werden, Phobien oder Wahn-vorstellungen in Musik umzusetzen, um sie „sinnerfüllt und bewusst" zu machen.

> „Dann kann Musik als Mittel der Verständigung dienen, indem sie die wirkliche und die unwirkliche Welt zusammenbringt. Auf einer wortlosen Ebene kann der Patient, der sich nicht in Worten äußern kann, sich durch seine Stimme oder sein Instrument ausdrücken, indem er Töne hervorbringt" (Alvin 1983, S. 124).

In der rezeptiven Musiktherapie kann einmal die beruhigende, Sicherheit gebende Wirkung von spezieller Musik genauso benutzt werden, wie eine Assoziationen weckende, dynamische Musik, die als Ausgangspunkt zu Gesprächen über Gefühle genutzt werden kann. Die Musiktherapie hat bei psychisch Kranken eine ähnliche Wirkung wie bei gesunden alten Menschen, nur wird vieles sicher extremere Situationen hervorrufen und es bedarf einer psychotherapeutischen Zusatzausbildung, um als Musik-therapeut in diesem Gebiet sinnvoll arbeiten zu können.

4.3   Musiktherapie mit Alten in der Gruppe

Da die seelische Verfassung des Menschen sehr vom Gleichgewicht zwi-schen Integration in eine Gruppe und persönlicher Ausdrucksfreiheit ab-hängt, ist die Fähigkeit sich in eine Gruppe einzuordnen (unter Beibehaltung des Selbstwertgefühls) außerordentlich wichtig. Auch für alte Menschen ist dies, wie wir gesehen haben (Kapitel 5), eine Lebensnotwendigkeit. Musik als „die sozialste aller Künste" (Alvin 1984, S. 78) war schon immer ein Gemeinschaftserlebnis und hat eine ungeheure integrative Kraft. Sie bietet sich als Medium für Gruppenaktivitäten geradezu an. Klänge werden von allen wahrgenommen und bewirken auch oft Reaktionen der Gruppe, die ansteckend für alle TN sind. Es kann jeder dabei seine individuelle Ausdrucksfreiheit behalten und ist nicht gezwungen, die Stimmung der Gruppe anzunehmen. Da in beiden Therapieformen, der rezeptiven und aktiven, bestimmte Wirkungen der Musik in verschieden starker Priorität auftreten, folgt nun eine Auflistung der wichtigsten Funktionen und Wirkungen von Musiktherapie in der Gruppenarbeit.

4.3.1 Aktive Musiktherapie

soziale Prozesse:
Kommunikation mit nonverbalem Schwerpunkt
Interaktion
Gefühlsaustausch
Gruppenbewusstsein
soziales Verhalten
Integration
Kontaktfähigkeit

Förderung von persönlichen Fähigkeiten:
musikalische Kreativität / Ausdrucksfähigkeit
Gestaltung / Lernfähigkeit / Kurzzeitgedächtnis
Improvisationsfähigkeit
fein- und grobmotorische Bewegungen
auditive Wahrnehmungsförderung
Sensomotorik
Eigeninitiative

Wirkungen auf die Persönlichkeit:

Lebens- / Spielfreude	Ausdrucksfreiheit
Fantasie	Ich-Stärkung / Erfolgserlebnis
Spontaneität	emotionale Prozesse
Anregungsvielfalt	Aktivität
Interessenweckung	Entspannung

Nicht für jeden alten Menschen ist die aktive Musiktherapie geeignet. Da die Teilnahme auch einigen Aufwand an Energie, Mut zum Improvisieren und eine gewisse Lebens- und Spielfreude erfordert, die, wenn sie gar nicht vorhanden sind, nur schwer geweckt werden können, muss genau ausgewählt werden, wer daran teilnimmt bzw. teilnehmen sollte. Es sind dies alle Patienten, bei denen sich der gezielte Einsatz der aktiven Musiktherapie hauptsächlich auf deren pathologische Beschwerden bezieht (siehe 4.2), und Ältere, die als sinnvolle Freizeitaktivität die kreativen Prozesse des eigenen Musizierens erleben möchten. Äußerst wichtige Voraussetzung für die Durchführung aktiver klinischer oder rekreativer Musiktherapie ist immer die freiwillige Teilnahme. Auch Menschen, die jedes Freizeitangebot ablehnen, sollten nicht zum Mitmachen gezwungen werden. Außerdem muss es jedem TN während der Stunde möglich sein, aus der Übung auszusteigen, ruhig zuzuhören oder die Gruppe zu verlassen. Nur so kann sich überhaupt die heilende Wirkung der Musik entfalten. Um Kontakte herzustellen und eine intensive Kommunikation, ob verbal oder nonverbal, entstehen zu lassen, ist eine regelmäßige Teilnahme an der Musiktherapie notwendig. Gruppen, die immer wieder wechselnde Besetzung haben, kommen fast nie über oberflächlichen Kontakt hinaus. Besonders isolierte und einsame alte Menschen brauchen Anlauf- und Eingewöhnungszeit. Auch die Gruppengröße ist ein wichtiger Faktor. Eine zu große Teilnehmerzahl (über zehn) verringert die Möglichkeit persönlichen Austauschs und wird eher zu musikalischen Prozessen als zu kommunikativen führen. Hier kommt es auf die Zielsetzung der Aktivität an. Größere Gruppen können Lebensfreude und Fröhlichkeit evtl. eher entstehen lassen als kleinere, in denen auch intensive emotionale Prozesse möglich sind.

Ist ein großer Raum, der viel Bewegungsfreiheit erlaubt, und ein Instrumentarium vorhanden, kann ein mit elementaren Orff'schen Instrumenten vertrauter Musiktherapeut die Musiktherapie beginnen. Es ist dabei entscheidend für den Verlauf, ob der Schwerpunkt mehr auf der Verbesserung der motorischen und sensorischen Fähigkeiten der alten Menschen liegt (klinische Musiktherapie) oder auf Erweiterung der Erlebniswelt mit kreativen Prozessen (rekreative Musiktherapie). Beide Punkte fallen, da es sich um das Medium Musik handelt, meist in ihrer Wirkung zusammen. Dies ist der große Vorteil des aktiven Musizierens. Es können so, auch bei gezielten Übungen, nie trockene, monotone Bewegungsabläufe entstehen, denn die Musik füllt den Raum mit Klang und Farbigkeit und inspiriert den sich bewegenden Musiker zu immer neuen Variationen. Genauso ist auch bei Kommunikationsformen über Improvisation immer der Körper aktiv beteiligt, wobei rhythmische Bewegungen die Muskulatur und die Sinne des Spielenden trainieren. Dieser ganzheitliche Vorgang macht die aktive Musiktherapie zu einem für alte Menschen idealen Aktivitätsfeld. Der bewegungseingeschränkte Mensch kann motorische und geistige Beweglichkeit wiedererlangen, der gesunde alte Mensch hat ein gutes Medium, um seine körperlichen und schöpferischen Fähigkeiten zu behalten und möglicherweise sogar zu erweitern.

4.3.2 Rezeptive Musiktherapie

soziale Prozesse:
verbale Kommunikation
Gruppenerleben
Verständigung
Kontaktbildung

Fähigkeiten:
Musikempfinden
ästhetische Wahrnehmung
Rhythmusgefühl durch Mitbewegen
Flexibilität

Persönlichkeit:
lebhafte Erinnerungen
Assoziationen
Reaktionsfähigkeit
Freisetzung von Emotionen
Sicherheit

Selbsterkenntnis
Erholung/Entspannung
Abwechslung
Vergnügen

Die rezeptive Musiktherapie ist für alle Altenheimbewohner geeignet. Dazu gehören themenorientierte Musikangebote, z.B. eine Stunde über eine bestimmte Musikepoche mit Hörbeispielen und Erzählungen über das Leben der Musiker und der damals lebenden Menschen. Der Musiktherapeut sollte sich ein Grundwissen über die Musikgeschichte aneignen; dann kann er sehr interessante Angebote machen, die weiterbilden und kulturellen Schwerpunkt haben. Auch das Mitbringen von Schallplattenaufnahmen von alten Filmmusiken, Schlagern, Operetten oder Musicals kann alten Menschen viel Freude machen, gerade weil dadurch alte Erinnerungen aufgefrischt werden. Diese rekreative Musiktherapie soll den TN vor allem willkommene Abwechslung bieten und die geselligen Beziehungen fördern. Die klinische Musiktherapie ist vor allem therapeutisch und wirkt mehr in die Tiefe. Die Gruppe sollte hier nicht zu groß sein und der Therapeut grundlegende psychologische Kenntnisse besitzen, denn die rezeptive Musiktherapie arbeitet hauptsächlich mit seelischen Problemen der TN. Das Hören von Musik kann dann entweder Erinnerungen an ungelöste Probleme wecken, die in Gesprächen verarbeitet werden, oder helfen, jetzige Gefühlssituationen zum Ausdruck zu bringen, um dem alten Menschen bei der Bewältigung der Alltagsprobleme beizustehen. Es richtet sich sehr nach der Wirkung der ausgewählten Musik, welche Ziele in der Stunde erreicht werden können. Aktivierende, emotionsauslösende Musik motiviert zur Selbsterfahrung, beruhigende zur Entspannung, Ablenkung und „Meditation". Der Therapeut sollte eine Sammlung von unterschiedlichen Musikstücken besitzen, über transportable Tonträgersysteme und über ein eigenes Repertoire, das mehrere Epochen beinhaltet, verfügen.

Außerdem ist ein abgeschlossener Raum nötig, um ungestört arbeiten zu können. Rekreative Musiktherapie dagegen ist in fast jedem Raum durchzuführen und sollte allen Heimbewohnern frei zugänglich sein.

4.4   Musiktherapie in der Einzelsitzung

Auch für Begegnungen nur mit einem alten Menschen eignet sich die Musiktherapie. Es entsteht hierbei eine besonders intensive Beziehung zwischen dem Therapeuten, dem Patienten/Klienten und der Musik, denn je nach Bedürfnislage kann sich der Therapeut individuell auf die Situation einstellen. Die aktive Musiktherapie ist in der Einzelarbeit meist direkt auf die sensomotorischen Störungen des Patienten bezogen, denn die kontaktfördernde Wirkung der Gruppe entfällt. Die rezeptive Musiktherapie dagegen kann sehr intensiv auf die seelische Situation bezogen werden, der Bewegungsaspekt ist hier nicht so prägnant wie in der Gruppenarbeit. In der folgenden Auflistung der wichtigsten Faktoren der Musiktherapie in der Einzelarbeit tritt an die Stelle des sozialen Verhaltens die Beziehung zwischen Therapeut und Klient. Die beiden anderen Punkte sind gleich, da sie beide Therapieformen betreffen.

4.4.1 Aktive Musiktherapie in der Einzelsitzung

Beziehung Therapeut / Klient:
Konzentrierte Interaktion, mit nonverbaler Kommunikation
persönliche Zuwendung des Therapeuten zum Klienten
individuelle Übungsvorschläge

Förderung von persönlichen Fähigkeiten:
Gezielte Überwindung der speziellen Behinderungen
der Grob-, Fein- und Sensomotorik
Förderung des auditiven Wahrnehmungsvermögens
Umsetzen von Emotionen in Musik
Erlebnis- und Lernfähigkeit
Gedächtnis
Sensibilität
Erzeugen rhythmischer Abläufe durch Bewegung

Wirkungen auf die Persönlichkeit:
Neues Selbsterleben
Überwindung von Hemmungen, frei zu spielen
Ich-Stärkung
Motivation zur Eigeninitiative
Freisetzung von Emotionen
Entspannung

Für alte Menschen, die durch zerebrale Störungen oder andere Krankheiten so stark behindert sind, dass sie eine intensive Einzelbetreuung benötigen und noch nicht (oder nicht mehr) an der Gruppe teilnehmen können, eignet sich die aktive Einzelmusiktherapie. Sie hat als Schwerpunkt meist die Arbeit an motorischen, sensorischen Einschränkungen. Die Übungen können nun sehr individuell durchgeführt werden, z.B. Sing- und Intonationsübungen für Aphasiepatienten: Instrumentalimprovisationen für Hemianopsiepatienten etc. (vgl. 4.2).

Es entwickelt sich dabei natürlich auch ein besonderes Beziehungsfeld zwischen Therapeut und Klient, der durch die uneingeschränkt auf ihn gerichtete Aufmerksamkeit auch in seinem Selbstwertgefühl bestärkt wird.

Der Therapeut wird Bezugsperson und Partner; diese persönliche Beziehung kann motivierend auf den Genesungswunsch des Patienten wirken, besonders wenn keine Angehörigen oder Freunde an seinem Schicksal teilnehmen können. Dies ist für den Heilungsprozess außerordentlich wichtig; fehlt die Motivation weiterzuleben, kann der alte Mensch in eine Gleichgültigkeit gegenüber seiner körperlichen Gesundheit fallen, die es sehr schwer macht, Fortschritte zu erzielen. Emphatische Fähigkeiten des Musiktherapeuten sind unerlässliche Voraussetzungen für eine erfolgreiche Wirkung der Musiktherapie, besonders in der Einzelarbeit. Ist der Therapeut in der Lage, sich in den Patienten und seine Situation hineinzuversetzen, kann er viel besser arbeiten, als wenn nur ein oberflächlicher Kontakt zwischen beiden besteht. Außerdem ist es von großer Wichtigkeit, dass der Patient Vertrauen zu dem Therapeuten entwickelt.

4.4.2   Rezeptive Musiktherapie in der Einzelsitzung

Therapeut / Klient:
verbale Kommunikation
individuelles Eingehen auf die Situation des Klienten
und seiner Bedürfnislage
empathisches Verhältnis
Anteilnahme

Fähigkeiten:
auditive Sinneswahrnehmung
Aufnehmen eines rhythmischen Flusses in Bewegung
Musikempfinden
Hilfe zur Erreichung eines Rehabilitationszieles

Persönlichkeit:
Freisetzung von verborgenen Gefühlen
Erinnerungen
Assoziationen
Hilfe zur Lebensbewältigung
Entspannung / Aktivierung

Bei besonderen seelischen Problemsituationen ist die rezeptive Musiktherapie eine sehr gute Behandlungsmöglichkeit. Bettlägerige alte Menschen, die kaum noch Kontakte zur Außenwelt haben, können durch Hören von Musik in andere Stimmungszustände versetzt werden, die sie von ihrer oft trostlosen Situation ablenkt. Die emotionale Kraft der Musik kann Assoziationen wecken, im Älteren Erinnerungen an vergangene Erlebnisse wach werden lassen und verborgene Gefühle an die Oberfläche bringen. Musikwünsche der Patienten sollten dabei möglichst erfüllt werden. An der Auswahl der Musik kann der Musiktherapeut viel vom Gemütszustand des Patienten erkennen, je nach Charakter der Musik, und davon ausgehend versuchen, in ein Gespräch mit ihm zu kommen. Um die Musik auch vorspielen zu können, sollten transportable Tonträger genauso vorhanden sein wie Instrumente zum direkten Vorspielen. Dazu eignen sich Akkordeon, elektrisches Piano bzw. Orgel und die Gitarre, denn sie sind auch zur Liedbegleitung einsetzbar. Die Ziele der rezeptiven Musiktherapie beziehen sich hauptsächlich auf die Verbesserung der seelischen Gefühlslage des alten Menschen. Das Hören von Musik kann genauso den Schmerz vergessen machen wie beruhigend und entspannend wirken.

Ein besonderes Arbeitsfeld ist die Sterbehilfe mit Einsatz von Musik. Ruth Bright beschreibt in ihrem Buch: „Musiktherapie in der Altenhilfe" die kathartische (läuternde) Wirkung von Musik. Sie schreibt, Musik für Sterbende „muß Gelegenheit zur Äußerung aller nur erdenklichen Gefühle bieten, selbst wenn dazu Zorn, Haß, Enttäuschung, Furcht und Hoffnungslosigkeit gehöre." (Bright 1984, S. 86). Die Möglichkeit, alle diese Gefühle ausdrücken zu können, schafft Erleichterung, auch wenn es unmöglich geworden ist, die Probleme noch zu lösen.

4.5 Biografie-Arbeit mit Musik

Biografiearbeit erweist sich zunehmend als entscheidende Hilfe in der Arbeit mit Senioren. Im Unterschied zur Psychotherapie, die sich über weite Strecken mit negativen Lebensinhalten befasst, sucht sie die positiven, konstruktiven Kräfte im Menschen herauszuarbeiten und ihn anzuregen, Aktivität gegenüber dem eigenen Leben zu entwickeln. Nur wenn man die

Biografie eines älteren Menschen kennt, kann man seine Bedürfnisse besser erkennen und gezielter Behandlungsmöglichkeiten entwickeln. Jeder Patient hat seine eigene musikalische Identität. Sie zu entdecken ist ungeheuer spannend. Musik ist ein Schlüssel zur Seele, wenn wir den richtigen Zugang haben, können wir längst verschlossen geglaubte Türen wieder öffnen und Heil bringende Gefühle und Erinnerungen wieder lebendig machen.

4.5.1 Musikalische Identität

Um die Arbeit mit Musik zu verstehen, brauchen wir nicht lange theoretische Grundlagen zu erarbeiten, denn jeder von uns hat durch die eigenen täglichen Erfahrungen mit Musik schon selbst seine musikalische Identität entwickelt. Wenn wir uns dies bewusst machen, können wir auch verstehen, warum Musik ein so dankbarer Weg zu den Senioren ist. Jeder von uns hat seinen eigenen, individuellen Musikgeschmack und, das ist auch ein weiterer wichtiger Ansatz für die Musiktherapie, jeder entwickelt im Laufe der Jahre seine eigene musikalische Biografie, die sich im Langzeit- bzw. Altzeitgedächtnis einprägt. Einmal hier gespeicherte Informationen werden nur schwer wieder gelöscht und sind dadurch wieder abrufbar.

4.5.2 Die musikalische Zeitlinie

Wenn wir uns unser Gedächtnis als Zeitlinie vorstellen, die durch einen dreidimensionalen Raum führt und dabei unterschiedlich intensive Färbungen und Stärken hat, dann können wir dieser individuellen, ganz persönlichen Linie an bestimmten Stellen immer auch musikalische Erlebnisse zuordnen. Dieser Faktor hilft uns auch Zugang zu den Zeitinseln zu gewinnen, auf denen oft z.B. die Alzheimer Patienten oder Demenzkranken in ihrer ganz eigenen Vorstellungswelt leben. Dabei können wir ohne das Mittel der Sprache agieren, nonverbal, können direkt die Musik einsetzen und somit das Emotionale Gedächtnis ansprechen. Wir benötigen keine Erklärungen, Anweisungen, wie sie in anderen Therapien verstanden werden müssen, sondern können agieren ohne bestimmte Bedingungen zu schaffen. Diesem Umstand ist zu verdanken, dass Musiktherapie z.B. als „Königsweg" zu den Alzheimer Patienten bezeichnet wird.

Die Grafik zeigt exemplarisch, wie Erinnerungen im Zusammenhang mit Musik gespeichert werden. In früher Kindheit liegende Ereignisse sind dabei leichter abzurufen als neuere Ereignisse. Sie sind für Ältere umso schwerer abrufbar, je weiter das Alter fortgeschritten ist.

4.5.3 Evergreens

Singen kann viele Prozesse auslösen. Deshalb sollte das Spektrum des musikalischen Materials sich nicht nur auf die vielen schönen Volkslieder beschränken. Auch Evergreens, Küchenlieder, Stimmungslieder oder Schlager aus Film, Radio oder Operette können gut gesungen werden.

Volkslieder singen hat auch immer etwas mit Lernen, Disziplin und Strenge und den vielen Gruppenerlebnissen (Schule, BDM etc.) zu tun. Man musste sie auswendig lernen, hat sie konzentriert und mit einer gewissen Ehrfurcht gesungen – meist in sehr autoritären Strukturen, sei es unter Leitung eines Chorleiters, Lehrers oder Gruppenleiters. Die oft sehr frechen Schlager der Zwanziger Jahre bieten ein ebenso großes emotionales Potenzial und wecken ganz andere Erinnerungen, die oft auch an das persönliche Schicksal des Einzelnen gekoppelt sind.

An Alzheimer erkrankte Menschen z.B. sind im fortgeschrittenem Krankheitsstadium unfähig in Gruppen eigene Impulse einbringen zu können. Sie können auch nur sehr eingeschränkt Neues lernen. Demzufolge ist es meist sinnvoll, an die von früher vertrauten musikalischen Aktivitäten anzuknüpfen. Manche Musiktherapeuten lehnen deshalb die musikalische Improvisation, die in der gängigen Musiktherapie ein großes Gewicht hat, für Demenz- oder Alzheimer Kranke ab. Auch in meinen eigenen Erfahrungen hat sich bestätigt, dass die freie Improvisation für kognitiv eingeschränkte Patienten ungeeignet ist. Vielmehr bereitet es ihnen ungeahnte Freude, Evergreens zu musizieren, zu singen oder sie rhythmisch zu begleiten.

Das Anknüpfen an bekannte Ausdrucksformen hält die personale Kontinuität aufrecht und kompensiert das im Krankheitsprozess zunehmend bedrohte Identitätsgefühl. Wichtig ist immer, sich zunächst vorsichtig dem Kranken zu nähern und langsam und sensibel seine musikalischen Ausdrucksformen und Vorlieben für bestimmte Lieder zu entdecken.

Text und Melodie sind als Einheit im Gedächtnis gespeichert und können in verschiedensten Krankheitsstadien abgerufen werden. Dabei spielt es keine

Zeitlinie eines 80-jährigen

Jahr	1920	1930	1940	1950	1960	1970	1980	1990	2000
Alter	0-10	10-20	20-30	30-40	40-50	50-60	60-70	70-80	80-
Titel	Alles neu macht der Mai	Liebling mein Herz lässt dich grüßen	Lilli Marleen	O mein Papa	Rock around the clock	Hab'n Se mal ne Braut für mich	Ein bisschen Frieden	Die kleine Kneipe	Wiener Walzer
Interpret	Familie	Willy Fritsch, Lilian Harvey	Lale Anderson	Lys Assia	Bill Haley	Bully Buhlan	Nicole	Peter Alexander	André Rieu
Erlebnis	Wandern und Singen mit der Familie	Erstes Verliebt-sein	Sorge um Bruder im 2. Welt-krieg		Die Kinder tanzen Rockn' Roll	Tanz-vergnügen im Betrieb	Freude über den Grand Prix Sieg	Besuch eines Alexander Konzertes	Tanz mit dem Enkel

Rolle, ob das komplette Lied präsent ist oder die Sänger nur einzelne Teile mitsingen können. Aus vielen Einzelpersonen, die alle in verschiedensten Zuständen für sich allein und isoliert leben, entsteht eine Gruppe, die sich gemeinsam wohl fühlt und sich auf ein Lebenstempo, auf ein gemeinsames Schwingen einigt. Ganz freiwillig – ohne verbale Anweisungen, intuitiv und ganz wie von selbst.

4.5.4 Schlager 1910-1960

Diese Liste zeigt exemplarisch bekannte Schlager und deren Ursprungsjahr. Es sind viele Titel dabei, die sehr beliebt bei den Senioren sind und dadurch für die Musiktherapie ein großartiges Arbeitsmittel bieten. Auf dem Musikmarkt gibt es die Texte und Noten in vielfältiger Form, auf CD's, Schallplatten, Textbüchern, Notenheften oder auch im Internet und so kann man mit Hilfe dieser Musik und mit etwas Geschick, sei es aktiv oder rezeptiv, immer wieder neue, schöne Stunden in den Gruppen oder auch in der Einzelarbeit gestalten.

1910	Komm in meine Liebeslaube
1911	Puppchen, du bist mein Augenstern
1912	Auf der Reeperbahn
1913	Die Männer sind alle Verbrecher
1914	Ganz ohne Weiber geht die Chose nicht
1915	O Rose von Stambul
1916	Erklingen zum Tanz die Geigen
1917	Du sollst der Kaiser meiner Seele sein
1918	Im Prater blühn wieder die Bäume
1919	Salome
1920	Der Bummelpetrus
1921	Wir versaufen ihrer Oma ihr klein Häuschen
1922	Komm, mein Schatz wir trinken ein Likörchen
1922	Ausgerechnet Bananen

1923	Ja, der Sonnenschein
1924	Warte, warte nur ein Weilchen
1925	Was machst du mit dem Knie lieber Hans
1925	Valencia
1925	Wenn die Elisabeth nicht so schöne Beine hätt
1925	Ich hab mein Herz in Heidelberg verloren
1926	Wo sind deine Haare
1926	Ich hab das Fräulein Helen baden sehen
1927	Trink, trink Brüderlein trink
1928	Wochenend und Sonnenschein
1928	Wenn der weiße Flieder wieder blüht
1928	In einer kleinen Konditorei
1928	Ich küsse ihre Hand Madame
1929	Schöner Gigolo
1930	O Donna Clara
1930	Einmal am Rhein
1931	Das gibt's nur einmal
1931	Das ist die Liebe der Matrosen
1931	Adieu, mein kleiner Gardeoffizier
1931	Das muss ein Stück vom Himmel sein
1932	Es war einmal ein Musikus
1933	Schön ist jeder Tag den du mir schenkst
1934	Kannst du pfeifen Johanna
1934	Kleine Möwe flieg nach Helgoland
1934	Hein spielt abends so schön auf dem Schifferklavier
1935	Regentropfen
1935	Schön ist die Liebe im Hafen
1935	Du kannst nicht treu sein
1935	Wie ein Wunder kam die Liebe

1936	Sag beim Abschied leise Servus
1936	Du sollst mein Glücksstern sein
1937	Ich tanze mit dir in den Himmel hinein
1937	Yes, Sir
1937	Fahr mich in die Ferne mein blonder Matrose
1939	Kann denn Liebe Sünde sein
1938	Der Wind hat mir ein Lied erzählt
1938	Ich werde jede Nacht von Ihnen träumen
1938	Das Fräulein Gerda
1939	Komm zurück
1939	Das kann doch einen Seemann
1940	Im Leben geht alles vorüber
1940	Lilli Marleen
1940	Hörst du mein heimliches Rufen
1941	Unter der roten Laterne von St. Pauli
1941	Sing Nachtigall sing
1942	Man müsste Klavier spielen können
1942	Es geht alles vorüber
1942	Chianti Lied
1942	Davon geht die Welt nicht unter
1943	Heimat, deine Sterne
1943	Ich weiß, es wird einmal ein Wunder
1944	In der Nacht ist der Mensch
1945	Zum Abschied reich ich dir die Hände
1946	Caprifischer
1947	Harry Lime Thema
1948	Theodor im Fußballtor
1949	Auf Wiedersehen
1950	Rote Rosen, rote Lippen, roter Wein
1951	Anneliese

Musiktherapie mit Senioren

1952	Nur die Beine von Dolores
1953	La Montanara
1953	Wunderbar
1953	Bella Bimba
1953	Tulpen aus Amsterdam
1953	Die süßesten Früchte
1954	Oh mein Papa
1954	Seemann, lass das Träumen
1955	Es liegt was in der Luft
1955	Mariandl
1956	Heimweh
1956	Rock around the clock
1957	Cindy, oh Cindy
1957	Der lachende Vagabund
1957	Paris träumt von der Liebe
1958	Diana
1958	Fräulein
1958	River Kwai Marsch
1959	Morgen
1959	Am Tag als der Regen kam
1959	Marina
1959	Charly Brown
1959	Patricia
1959	All I've to do is dream
1959	Donna
1959	Die Gitarre und das Meer

4.6 Das Singen

Das Singen ist ein ursprüngliches musikalisches Mittel, dass für die meisten Menschen eine ganz besondere Bedeutung hat. Schon von Kindheit an haben uns viele Lieder begleitet. Besonders die heute älteren Menschen haben viel gesungen, auswendig gelernt – sei es in der Familie, in der Schule, in Jugendgruppen, Vereinen, Chören, im Gottesdienst, während der Militärzeit, in der politischen Arbeit ... die Gelegenheiten waren vielfältig und so hat sich im Laufe der Jahre ein großer Schatz an Liedgut in Gedächtnis festgesetzt. Beim Singen können wir direkte Auswirkungen auf die Sänger beobachten, die Erinnerung kommt zurück, das Sprachvermögen ist wieder besser (übrigens ein Umstand, der auch für Aphasiker bekannt ist und hier in der Sprachtherapie eingesetzt wird), Unruhe tritt in den Hintergrund, durch die intensivere Atmung verbessert sich die Grundspannung und Vitalität, es entsteht oft eine Kontaktaufnahme zu den anderen Sängern und die TN motivieren und helfen sich so gegenseitig.

Das Singen von Liedern hat durch die Kopplung von Musik mit Text noch eine ganz besondere Bedeutung innerhalb der Musik. Hier ist sofort ein Inhalt da, die Stimmung des Liedes bekommt so eine besondere Bedeutung, die sofort die Gefühlsebene anspricht. Lieder sprechen an, können Geschichten erzählen, Stimmungen schildern, Natur beschreiben – kurz uns auf verschiedenste Weise in bestimmte Gefühlsebenen oder Stimmungen führen oder im Gegenzug helfen, Stimmungen auszudrücken und auszuleben. Das Wichtigste ist dabei der intuitive und sensible Einsatz von Musik. Welches Lied zu welchem Zeitpunkt gesungen werden kann, können wir einfach nicht planen. Es sind so viele Faktoren, die dabei eine Rolle spielen.

Ich habe die Erfahrung gemacht, dass sowohl Volkslieder als auch die Evergreens ein hervorragendes Mittel sind, je nach Situation, um ein musikalisches Geschehen entstehen zu lassen. Die Lockerheit der Unterhaltungsmusik ist aber ein oft unterschätztes Element, nicht zu vergessen die vielen Operettenlieder, die ein großes Aktivitätspotenzial bedeuten und zu manchen schönen Stunden verhelfen. Hier werden Patienten so lebendig und locker, lebenslustig und aktiv, wie man sie oft nicht erlebt hat und immer wieder sagen Kollegen, die einmal in der Musiktherapie hospitiert haben, dass sie dort einen völlig anderen Menschen erleben als im Alltag.

5 Zusammenfassende Schlussbetrachtung

Die Musik kann in der Arbeit mit alten Menschen eine großartige Hilfe sein. Ihr Einsatz über die Musiktherapie ergibt einen weiten, sehr differenzierten Anwendungsbereich. Sie kann z.b. Unterhaltung und Abwechslung bieten, Emotionen erfahrbar machen, zur Bewältigung physischer und psychischer Störungen beitragen und Kontaktbildung und Kommunikation fördern.

Alte Menschen können in vielen Bereichen von der Wirkung der Musik profitieren. Es ist äußerst bedauerlich, wie wenig diese Möglichkeit in den Alten- und Pflegeheimen genutzt wird. Besonders in städtischen Heimen werden aus hauptsächlich finanziellen Gründen fast gar keine Aktivitäten angeboten und viele Bewohner dämmern in einem Schattendasein vor sich hin, ohne Ziel, ohne Lebensinhalt, ohne Motivation weiterzuleben. In privaten Altenheimen und Wohnstiften wird die Tatsache, dass aktiv bleibende Ältere viel gesünder sind und länger leben, schon eher genutzt. Doch auch hier fehlen oft kreative Angebote. Durch meine eigene Arbeit, die sich durch den Einsatz von Musik, besonders in der aktiven Musiktherapie, immer als sehr sinnvoll bestätigt hat, komme ich zu dem Schluss, dass dieses Betätigungsfeld weitaus stärker genutzt werden sollte. Ruth Bright berichtet von einem Geriater, der musiktherapeutische Prozesse über Jahre beobachtete und die Meinung vertritt: „Musiktherapie könnte durchaus die wichtigste Therapie sein, denn sie bewirkt, dass man weiterleben möchte." „Musiktherapie scheint den Menschen ihren Lebenswillen wiederzugeben, und den müssen sie erst einmal haben, ehe die anderen Behandlungsmöglichkeiten einigermaßen sinnvoll sind" (Bright 1984, S. 133).

Auch wenn dies nicht für alle alten Menschen gilt, kann man davon ausgehen, dass ein großer Teil von ihnen sicher von der Musiktherapie profitieren könnte. Gerade heute, wo sich das Leben der alten Menschen immer mehr in Altersheimen abspielt, da die Familie nicht mehr in der Lage ist, Ältere zu integrieren, müssten alle zur Verfügung stehenden Mittel, die die

Lebensqualität im Heim verbessern könnten, ausgenutzt werden. Dazu gehört ohne Zweifel auch der Einsatz von Musiktherapie.

Dass dies bisher fast gar nicht ausgenutzt wird, zeigt auch der quantitative Vergleich in der Musiktherapieliteratur. Gegenüber einer Vielzahl von Bänden über die Arbeit mit Kindern, Behinderten, psychisch Kranken etc. gibt es zur Altenarbeit im deutschsprachigen Raum bisher offensichtlich nur das Buch von Ruth Bright „Musiktherapie in der Altenhilfe." Dieser außergewöhnliche Umstand bestätigt die minimale Ausnutzung der vielfältigen Möglichkeiten der Musiktherapie mit alten Menschen. Ist der alte Mensch für die Gesellschaft nicht mehr so viel wert, wie Kinder oder Erwachsene? Sind kreative Therapiemethoden für alte Menschen nicht geeignet, oder ist Musiktherapeuten die Arbeit mit älteren Menschen unangenehm?

Der alte Mensch sollte mit all seinen Bedürfnissen und Fähigkeiten viel ernster genommen werden als bisher! Erfolgreiches Altern, mit dem Ziel des Erreichens eines hohen Lebensalters bei körperlichem und seelischem Wohlergehen, kann der Mensch nur erreichen, wenn ihm eine aktive Lebensgestaltung möglich ist. In Alten- und Pflegeheimen, Wohnstiften und auch Altentagesstätten muss deshalb das Angebot an kreativen, sinnvollen Freizeitaktivitäten bedeutend gesteigert und erweitert werden. Besonders die Musiktherapie, mit ihrem ganzheitlichen Charakter, sollte viel intensiver als bisher in der Altenhilfe eingesetzt werden.

6   Literaturliste / Quellenhinweise

Alvin, Juliette: Musiktherapie, München 1984

Bauer u.a.: Psychiatrie, Stuttgart 1980

Bright, Ruth: Musiktherapie in der Altenhilfe, Fischer Verlag, Frankfurt 1980

Evers, Magrit: Geselligkeit mit Senioren, Beltz Verlag, Weinheim 1994

Finke-Knüwer, Kemmelsmeyer, Wienhues: Musik im Krankenhaus, Regensburg 1983

Friedemann, Lilli: Trommel – Tanzen – Töne, Mainz 1983

Friedemann, Lilli: Kinder spielen mit Klängen und Tönen, Wolfenbüttel u. Zürich 1971

Füller, Klaus: Musik mit Senioren, Edition Sozial Beltz Verlag 1994

Grümme, Ruth: Situation und Perspektive der Musiktherapie mit dementiell Erkrankten. Deutsches Zentrum für Altersfragen e.V., transfer Verlag, Regensburg 1998

Latz, Inge: Musik im Leben älterer Menschen, Lehr- und Arbeitsbücher Altenpflege 1993, Dümmmler Verlag, Hrsg. Deutsches Rotes Kreuz

Lehr, Ursula: Psychologie des Alterns, Wiesbaden 1977

Muthesius, Dorothea: Musikerfahrungen alter Menschen, Vincentz Verlag, Hannover

Oswald/Fleischmann: Gerontopsychologie, Stuttgart

Orff, Gertrud: Die Orff-Musiktherapie, Kindler Verlag, München 1994

v. Blanckenburg, Albrecht: Freude am Singen, Ein Liederbuch für Senioren, Schulz-Kirchner Verlag, Idstein [3]2005

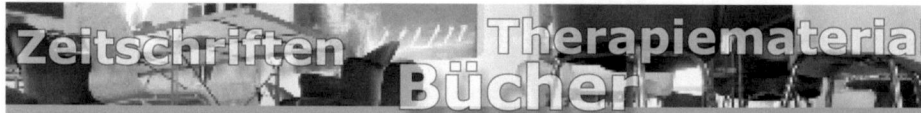

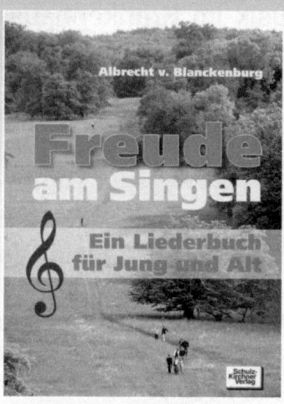
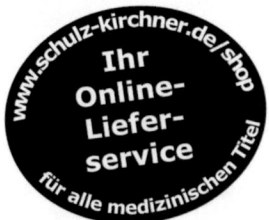